U0069265

走出生命的幽谷

一位抗煞醫生禁錮中的愛與勇氣

李慧玟 醫師 著

這種恐懼讓人起雞皮疙瘩，
這種莫名的不安讓人有強烈的無力感，
總是祈求上蒼原諒我們的不是，
賜給我們智慧與仁慈！

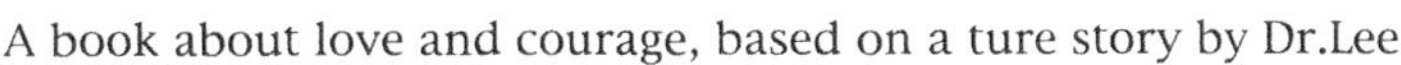

A book about love and courage, based on a ture story by Dr.Lee.

走出生命的幽谷——一位抗煞醫生禁錮中的愛與勇氣

作　　者：李慧玟
出 版 者：葉子出版股份有限公司
企劃主編：萬麗慧
文字編輯：董采華
美術編輯：華漢電腦排版有限公司
封面設計：王之義
印　　務：許鈞棋
登 記 證：局版北市業字第677號
地　　址：台北市新生南路三段88號7樓之3
電　　話：（02）2366-0309　傳真：（02）2366-0310
讀者服務信箱：service@ycrc.com.tw
網　　址：http://www.ycrc.com.tw
郵撥帳號：19735365　戶名：葉忠賢
印　　刷：大象彩色印刷製版股份有限公司
法律顧問：煦日南風律師事務所
初版一刷：2005年10 月　新台幣：150元
I S B N：986-7609-82-4

國家圖書館出版品預行編目資料

走出生命的幽谷：一位抗煞醫生禁錮中的愛與
勇氣 / 李慧玟著. -- 初版. -- 臺北市：葉
子, 2005[民94]
面； 公分. --（風信子）
ISBN 986-7609-82-4（平裝）
1. 嚴重急性呼吸道症候群 - 通俗作品 2.
公共衛生 - 通俗作品
415.4　　94017472

總 經 銷：揚智文化事業股份有限公司
地　　址：台北市新生南路三段88號5樓之6
電　　話：(02)2366-0309
傳　　真：(02)2366-0310

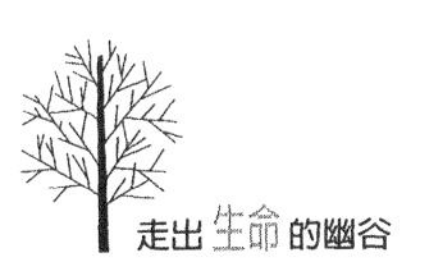

【推薦序】

一位精神科醫生的抗煞親手日記

台北醫學大學精神科名譽教授
台大醫學院精神科兼任教授
葉英堃

本書著者李慧玟醫師是我擔任台北市立療養院院長時代的老同事，以後出任台北市立和平醫院精神科主任。在「和平封院」事件發生時，我們許多老同事都很關心她及該院醫護人員的安危。經四方打聽我遂於四月二十九日晚上終得與她通上電話，除了慰問、鼓勵，也建議她每天寫日記，把所有遭遇、觀察到的現象以及感受全部記錄下來。因為「和平封院」在台灣醫療史上是未曾有，而未來絕不許重演的「慘事」，李主任以精神科專業人士的觀點所做的記錄，對於未來在SARS醫療工作上的各項措施，尤其在病患以及醫護人員心理衛生保健管理上，將能提出許多可做為參考依據的寶貴資料。我很高興李主任能將其日記整理出書，而我能為本書撰寫序文深感光榮。下面特別提到二項本書給我最深啓示的議題，做為我的「序文」。

一、關於本書引發和平醫院「封院」事件的省思。

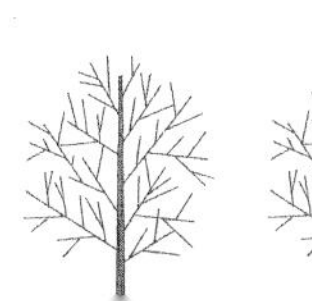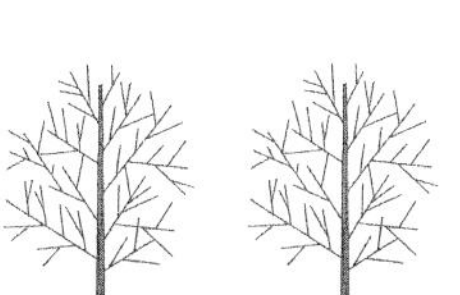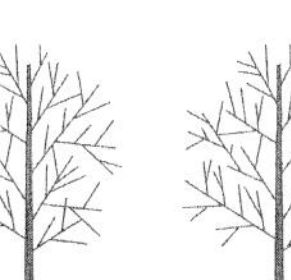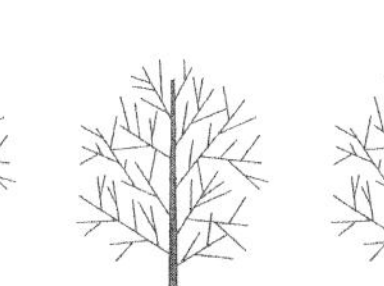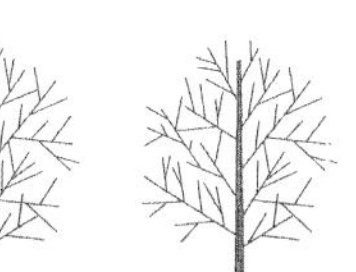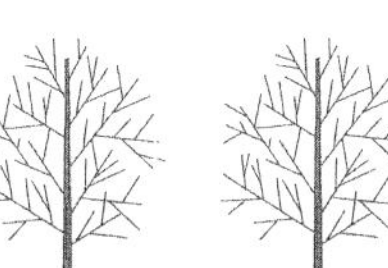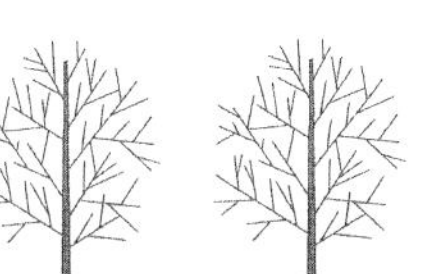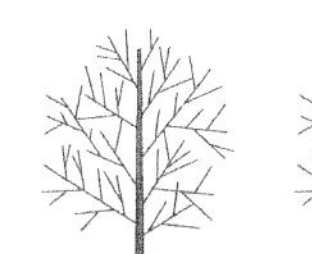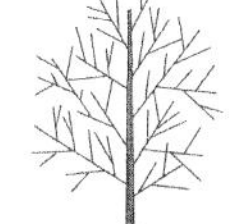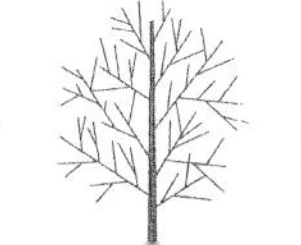

和平封院事件讓人思考，在非常緊急狀態時，誰來照顧第一線醫護人員？台北市立和平醫院封院與台灣一九九九年921大震災，雖然成因大爲不同，但對在第一線從事救災（或醫療）工作人員的心理衛生保健卻有許多共同的原則及技巧可應用。

通常對非常事故發生時的救災、醫療工作，所有關心及照顧，都會集中於災民，爲搶救罹難者，大家心急如焚，此時卻常忽略了從事救災工作人員的生理、心理保健。一九九五年日本神戶淡路大震災時的研究指出，參加救災工作的「消防人員」，其中不少人的家庭也受到嚴重災害或罹難，他們犧牲一切，參加緊急救災工作，其心理壓力之大難以形容。長期追蹤研究指出，這些救災人員的「創傷後壓力疾病」及其他精神（如重鬱症）以及身體疾病（如心臟血管疾病、胃潰瘍等）的盛行，絕對不亞於一般災民，因此對救災人員長期心理保健服務的重要性不應忽視。

就救災者而言，不顧自己的生命安全，從事救災活動是非常寶貴的人生經驗，有其正面意義，但同時卻也是極容易留下心理、生理障礙的極負面創傷性體驗。其正面感受包括：⑴能發揮其自動性及創造性。⑵發現個人潛在的能力及領導能力。⑶得到平常不會遇到的團隊工作經驗。⑷體驗到平常不會有的興奮，刺激及強烈感受。⑸體驗新的人際關係。⑹建立自己的認同（Identity）。⑺對自己能挺身而出，克服萬難去

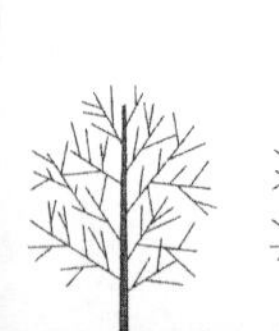

救人，產生滿足感、成就感及充實感。⑻災民或社區的感謝、讚賞有助於連帶感及責任感的增強；⑼從危險的工作生還，增強對自己的信心。⑽從經驗中學習，有助於其人格及專業發展。但其負面的感受卻包括：⑴創傷性經驗導致的心、生理障礙。⑵與被害者、罹難者的損失及痛苦的認同及罪惡感。⑶對無法救助成功的案例產生罪惡感及矛盾感。⑷對現場（如：食物、物質的不足、無法休息、訊息的斷訊、不透明、各團隊間及團隊中各成員間的溝通不良等）的挫折及不滿。⑸對命令系統的混亂、不當的憤怒。⑹對家屬及友人隔離的孤獨、不安感及對家屬安全的焦躁感、罪惡感。⑺心力交瘁（burnout）。因此，對於救災工作人員的心理衛生管理原則，就是要增強其正面感受，儘量減少心理壓力和避免負面感受，以預防後續精神障礙的發生。

在此特地介紹Jeffry Michell等一九九五年的一份報告中所提倡的方法及技巧。Jeffry Michell本來是一位消防人員，經過幾次實地救災工作的經驗、痛感對救災工作人員心理保健的重要性及急迫需要性，於是開始矢志攻讀心理學，並選擇以非常事態壓力對策爲其專修題目，得到博士學位，成爲這領域的專家，其許多論文、著作在一九九五年日本神戶淡路島大震災時廣被引用，但在台灣的一九九九年的921大地震時卻未被重視。其策略大致如下：⑴平常要有良好的事前教育。⑵在救災現場，指揮者要

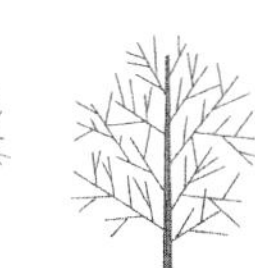
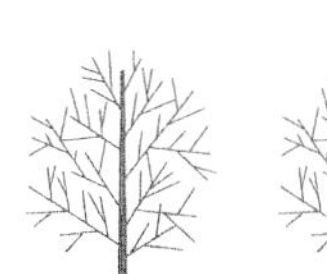
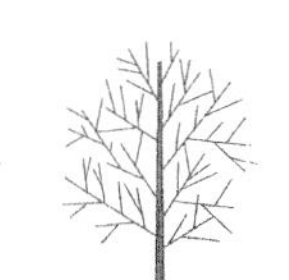
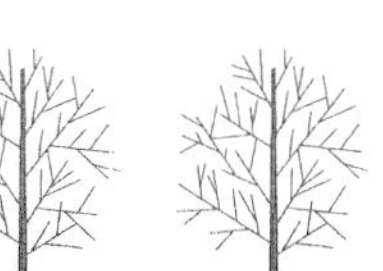
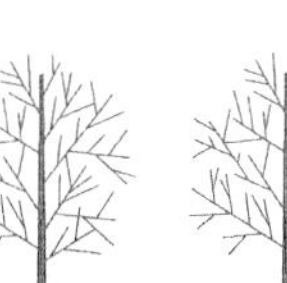
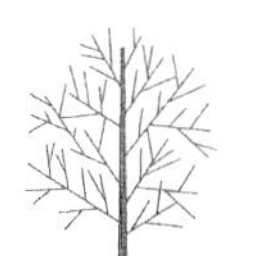
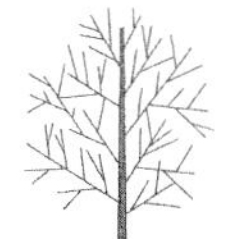
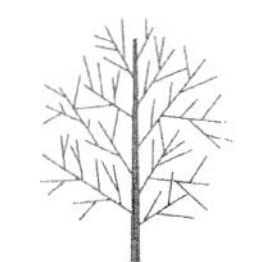
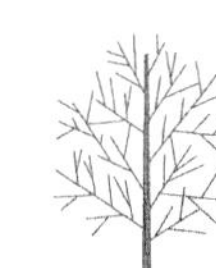

評估現場壓力程度及其對救災人員心理、生理的影響，從而建立適當的交班制度。通常應大幅縮短每班工作時間，千萬不能強制、逞強、過度疲勞，以防止工作人員的心力交瘁（burnout）發生。所謂的「不眠不休的工作」其實在救災工作進行時是應儘量要避免的「禁忌」。⑶輪班要離開現場者，應給予充分的休息（Demobilization），必要的衛生設備（廁所、浴室）、休寢房間，同時給予特別考慮的飲食。⑷要休息以前，先讓每一個人員簡單報告在現場的經驗及心理感受，讓其去危機（Defusing），以減輕其負面心理壓力。⑸指揮者若認為現場事態非常嚴重，工作人員心理、生理壓力非常高，應進一步擴大去危機（Defusing）的範圍及強度，使其更組織化，必要時請心理治療專業人士來主持Debriefing。

Mitchell等並提出下列九點為Debriefing的原則：⑴鼓勵工作人員坦白、自由表達體驗，感受訊息、情報的自由交換。⑵絕不能批評所陳述的內容，應給予傾聽，使其造成互相接納，培養同理、支持的團體互動氣氛。⑶陳述內容絕對保密。⑷主持人儘量給予肯定，必要時可給予個別簡單處理壓力的策略。⑸適當的機會教育。⑹協助以後的行動計劃，對於需要進一步處理的個案做適當的個別安排。⑺評估繼續舉辦這個會，或找專業人士來主持的必要性。⑻這不是「治療」，而是為疏鬆、減輕救災工作者在處理非常

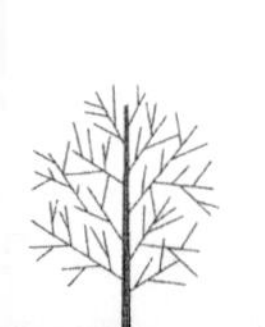

事態時的心理壓力的一種方法。(9)災害後儘可能在二十四至七十二小時內就開始。

至於，現場指揮者（或負責者），Mitchell等認爲下列幾項是其應要特別注意的：(1)儘量提供救災人員有關現場情況、各團隊活動的訊息及行動計劃的情報，並給予表達意見的機會。(2)所有訊息都要透明化。(3)取得救災者的家屬安否的消息，並保證將會爲做妥當的處理而努力。(4)細心評估救災者的心理、生理壓力及其適應能力，尤其心力交瘁（burnout）個案，並即時給予適當處理。心理壓力的評估不應只靠語言的交換，而應要看其行動及工作效力的變化。(5)依現場災害性質及程度，以及救災人員的心、身壓力程度，設定縮短每人輪班工作時間，一發現其疲勞程度影響工作時，即命令其離開現場休息，並給予適當的慰問及鼓勵以減少工作人員的罪惡感。(6)輪班後，休養的地方應是離開現場且能提供：①廁所、浴室及能躺下來的安靜個別房間；②洗淨衣服設施；③適當的飲食；④可與其他工作人員互談或有諮詢心理保健人員的機會及設施。(7)必要時應請求災害心理保健專業人士的協助。

921大震災時，國軍投入了不少人力在第一線積極從事救災工作，據媒體報導，是「連日不眠不休」的進行，從心理衛生保健觀點而言，這完全是走向負面的方向，是錯誤的管理方法，這些剛二十出頭的年青人，從未有過救災經驗，也從未親眼看到「屍

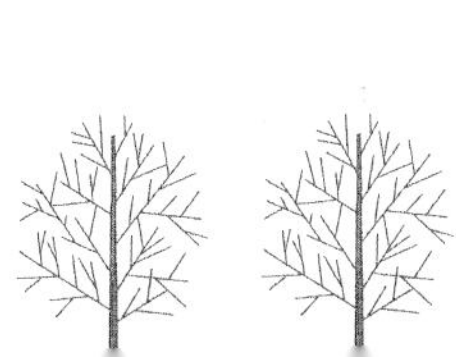
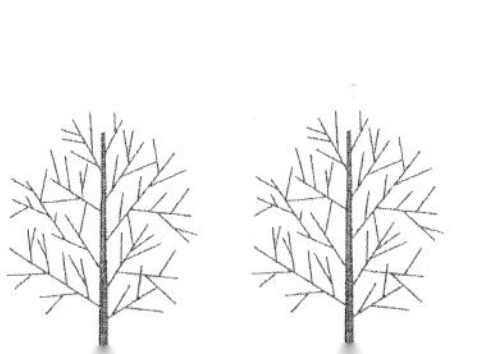
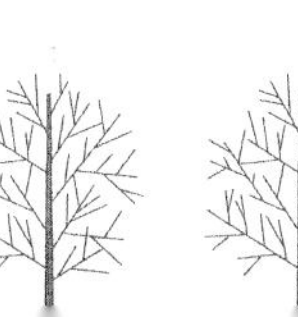
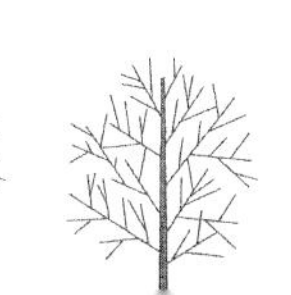
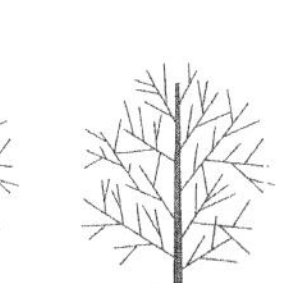
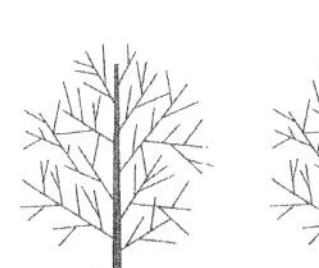
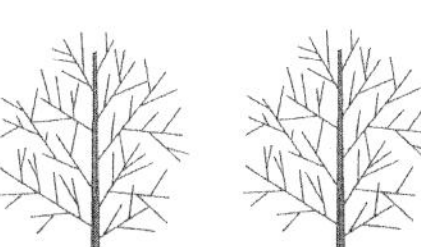
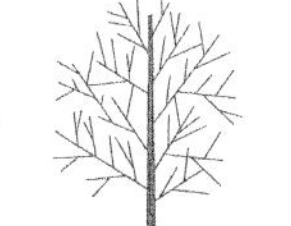
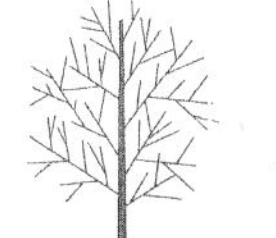

體」，連日「不眠不休」的高度暴露於血淋淋、變形人體的救災工作，是足夠引起嚴重心理創傷的因素，彷彿是一種變形的「拷問」，難怪在這些國軍子弟中有不少人事後都患有「創傷後壓力疾病」及「憂鬱症」等，其中也有自殺的例子。

另一個例子，記得是二〇〇〇年九月八日，台北市立療養院舉辦「台北市921震災心理重建研討會」時。當時因台北市東星大樓的倒塌，痛失先生及女兒的一位婦人，在會上挺身報告當時的感受。她說：「當我看到那些心力交瘁（burnout）的救災人員時，我再也不敢要求他們，也不相信他們將會救到我的先生及女兒！」。

台北市立和平醫院的SARS院內感染報告的拖延，是否爲院方的責任，或是台北市衛生局的監督失職，其責任已分別在法院及監察院審議中，在此暫且不提，但和平醫院在SARS院內感染嚴重已達「紙包不住火」，事情由緊急事態終究導致「封院」的決定做出時，確實呈現了手忙腳亂、缺少全盤周到考量而無良好配套對策的現象，把住院病人、所有醫護人員及行政人員，連當時來探病的家屬及朋友，全部都在無任何預警的情況之下突然關閉在缺乏特別設計和考慮的醫院內，這一切是無視人權、違反醫療倫理的行爲，同時從心理衛生保健的原則而言，也正完全走向負面的方向，致使所有被關閉的人員在三星期間生活於極度焦慮、不安、急躁、恐慌、憤怒，如同「活地

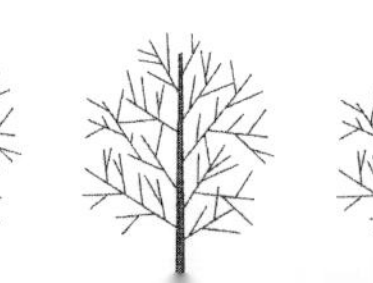
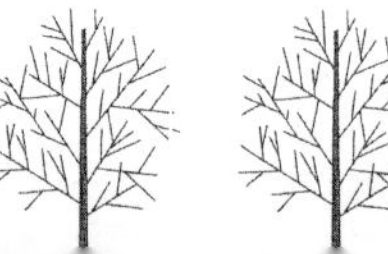

獄」一般的惡劣環境中。難怪有病人自殺，其負責護士及其他醫護人員，也呈現急性精神病態性反應等精神障礙。在封院期間，從事抗SARS工作的醫護人員的心理創傷，不只是各項負面因素相加的總和，而是各項負面因素再加「被SARS感染的恐懼」的相乘的總和，對其個人心身健康的威脅之大實難於想像。對於曾患過精神疾病者或其人格特徵抗壓力較脆弱者，其「創傷後壓力症候群」或後續的精神障礙將更是嚴重。

就在所有醫、護人員的人權被蹂躪，其心、身衛生被迫受到高度威脅時，「封院」決策最高負責人卻認爲這還不足，而下令「封院」時在院外的醫、護人員馬上要回院上班服務、接受關閉，其時所用的強烈言詞：「不即時回院被關閉、服務者，視同爲敵前抗命」，言外之意的暗示，完全是達到無人性的程度，令人髮指。被台北市政府抬高爲抗SARS英雄的護理長陳靜秋，其實是和平醫院抗SARS失敗的犧牲者，在對抗SARS醫護人員獎懲辦法標準還未經過愼重的審議設定之前，市府即馬上稱她爲「英雄」並公開宣告將要將其安祭於忠烈祠，並給于二千萬的獎金等措施，是完全無視國家制度，意氣用事的行爲，更令人懷疑這些令人矚目的轟動措施，可能是市府決策人士對處理和平醫院封院失策的罪惡感補償心理（compensation）所作的行爲，是病態的心理防禦作用，因此引起不少非議。

據了解在封院若干天後，心、身已達心力交瘁（burnout）的部分醫護人員，正要被安排轉移到公務員訓練中心隔離時，衛生局突然下令，要為馬市長及邱局長在媒體前面表達其關懷的場面而預演，卻因此而耽誤了已奄奄一息、心急如焚要離開和平醫院的醫護人員的時間。他（她）們認爲這兩位長官關心的是他（她）們在媒體的形象，而不是醫護人員的身、心健康。據說當天在許多媒體包圍之下，馬市長對將要離開醫院的醫、護人員說了句英文：「I Love You」，這些醫護人員不但無動於衷反而產生反感，而馬市長成爲媒體注意、追蹤的明星確是事實。

一位病患自殺身亡，許多醫、護人員及家屬因突然封院而被關閉，導致各項心、身障礙，其中也有醫護人員罹難等的「和平醫院封院」悲慘事件，卻使應對其錯誤決策及各項措施負責的高層指揮者成爲媒體追蹤下的超級明星。

雖然和平醫院封院時裡面有幾位精神科專科醫師以及心理衛生專業人士，但市府及衛生局決策單位的高壓強制性姿態及院方的無能、無策，使這些專業人士難在病患及醫護人員的心理衛生保健工作上發揮其專業知識及力量，他（她）們感到無力及無奈，著者在本書中也表達了其中的心情。

反觀同年五月初在新加坡的一家收治慢性病患的精神醫院，在發現其中有幾位病患可能感染SARS時，院方爲控制院內感染所做出的一系列措施，包括停辦所有門診及

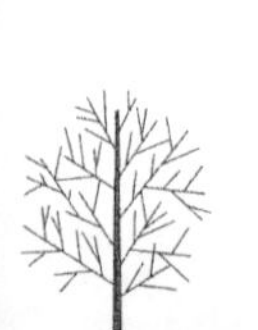

入、出院，禁止病人探視，轉出SARS可疑病患到SARS專治醫院，全院病患、員工每天三次體溫檢查，以及所有醫護及行政人員禁止回家，移到特別加強設施的舒服寄居地方加以隔離，且維持個人生活的自由，同時預防互相過度接觸，每天由專車接送上、下班繼續到院服務等。實在令人不解，爲何新加坡能做出這些有人性的措施，而我們不能。「和平醫院模式」的封院竟是我們抗SARS的唯一策略，台北市政府應事後好好檢討其所有效應，尤其對醫、護人員的心理、衛生、創傷程度，以預防不幸的重演。

二○○三年七月十四日在台北市立療養院舉辦了一場研討會，其題目爲「台北市政府衛生局SARS防疫論壇：精神醫療工作的省思與前瞻」，但我們並未聽到台北市政府衛生局說明任何「封院」時的決策及其執行經過的眞相或評估其後果，以及如何預防將來再發生等的報告。據當天參與該會的台北市衛生局高層人員私下透露「至今，和平封院當時的有關病患、醫、護、行政人員等的各項分類統計數值等還無法確定！」，這算什麼省思！?辦一項研討會邀請國內、外專家報告一般性議題及一些研究結果，卻避過「和平封院」模式的討論及評估，這不能算是省思；沒有反省能力的政府，更不能稱爲負責任的政府。

爲了控制SARS院內感染的擴大，四月二十四那種「封院」措施是否是唯一可行的

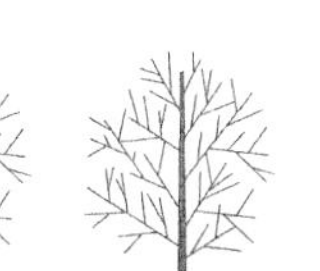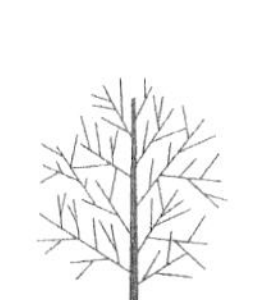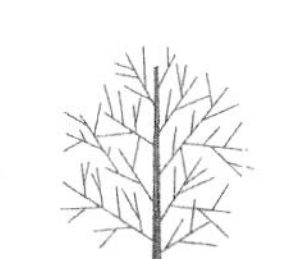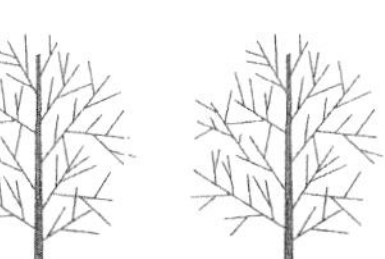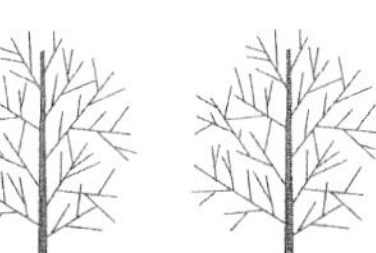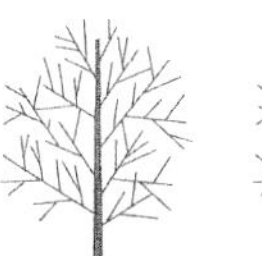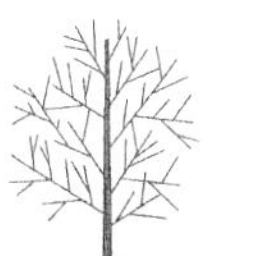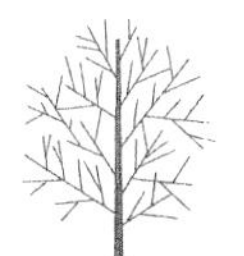

模式？是否有其他更尊重人性、病人、醫護人員人權的模式？台北市衛生局在做成「封院」的決策及執行各項措施過程中，如能以謙虛的學習態度，與各有關單位及部屬加強溝通，願意討教、求助，而能及時修改其強制、高壓態度及措施，或許可以把因封院所導致的醫、護人員的精神障礙維持在最少限度。

二、書中看到李醫生從混亂、恐慌、憤怒、精疲力竭到個人身心成長的過程。

和平醫院「封院」解除後，我在媒體報導上，幾次看到本書著者李醫師的公開言論，並曾前後分別兩次邀請她在新光醫院及林口長庚醫院精神科就其封院時的經驗演講，也聽了她於七月十四日在台北市立療養院舉辦的一項「研討會」上的發言，再讀本書後發現，著者在這次「和平封院」期間，其生活雖然充滿了恐慌、無奈及憤怒，但卻也給了她許多平常得不到的學習與鍛鍊自己的機會，使她有機會修正其對人性的看法，重建個人的認同及人際關係，進而導致未來專業發展方向的改變。這些改變從長遠觀點而言，是否正面？還待著者本身的追蹤評估。但無論如何這本書是一位資深精神科醫師率直感受的親筆手記，是我所得到的唯一的抗煞第一手寶貴資料，我認爲這是一本值得大家閱讀的良書。

二〇〇三年九月二十一日

於921大震災四週年

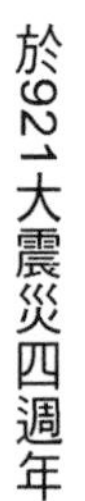

【推薦序】

最真實清澈的生命紀錄

臺大醫學院精神科
臺大理學院心理系（所）
臺大公衛學院流病所
胡海國　教授

人生在世，有不測風雲變故，個人自我也因而經一事，長一智。這似乎是人生多變歷程中的不變通則。我們著迷於小說之情節，我們陶醉於電影之劇情，我們沉浸於深邃之哲學思想，大概都因於我們從小說、電影或哲思中體會到人生多變之精采性與生命經驗之感動性，因而引起生命共鳴，才會也深深地著迷、陶醉與如此地沉浸。

小說家以豐富的詞藻述說人生，劇作家以高潮迭起之誇大手法描繪人性，哲學家以深沉之抽象思緒闡述人生，從而開啓讀者、觀眾或沉思者，對人生開啓多元與精采之視野。

李慧玟醫師，是一位滿懷理想的精神醫學實踐者，她是一個道道地地的臨床精神科專科醫師，她除了忙於服務病患外，也關懷社會、擁抱公義，李醫師也是精神健康基金會的執行長。以臨床精神科醫師對週遭人事物之敏銳觀察，揉合對自我之透視掌握，李慧玟醫師把SARS風暴中，二〇〇三年四月二十四日「和平」封院至五月三十一

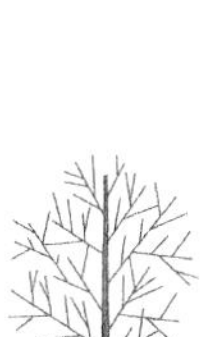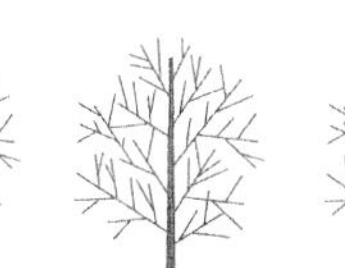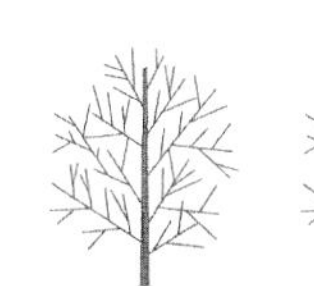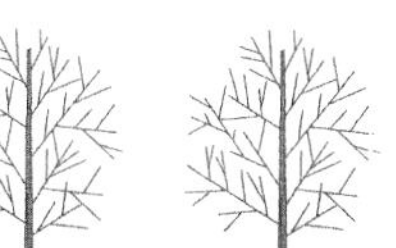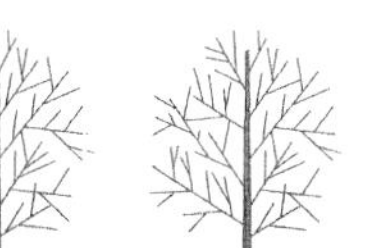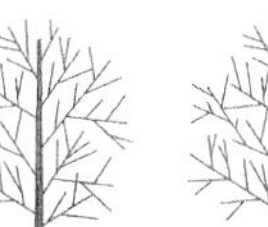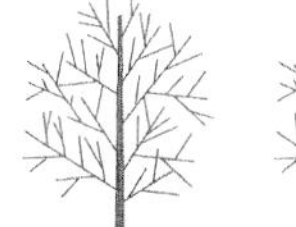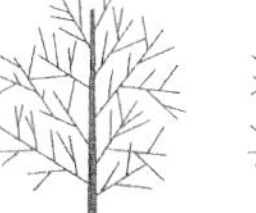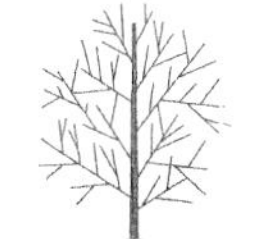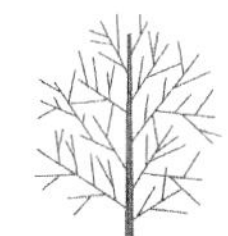

日回歸醫療生涯的心身經歷，以坦誠、眞實的日記方式撰寫成本書。這本書不是小說，不是劇作，也不是抽象難懂之哲學邏輯，它呈現的是身歷受難情境的精神科醫師對眞實苦難情境所觀察到的樸質描繪；它是精神科醫師經歷生命威脅情境之自我剖析與記述。由四月二十四日第一天「和平」封院開始，李慧玟醫師逐日地以出奇平實的手法展露出她及週遭所有的人，生命受威脅情境的急劇變化與轉折。

閱讀本書，讀者會從李慧玟醫師日記式之紀錄裡，體認到平常的常規生活突然經歷苦難情境，所引發一連串驚濤駭浪的人生經歷過程。此一連串之人生轉折包括下列十個階段性經歷：心理突然地驚恐、思考的困惑、整體心身之警覺、情境的分析與判斷、相應性之情緒反應、對應性之行爲反應、苦難之最終結局、人生歷練之增長、生命的領悟，最後再度回歸平常的常規生活。

讀者將在沒有豐富詞藻、不具戲劇化效果、不強調深沉哲學思想的日記式記載中，被李慧玟醫師所指引，一天天地閱歷到生命最眞實、最清澈、毫無保留的境地。當讀者讀完本書，把最後一頁蓋起來，我相信讀者一定會思潮澎湃，想尋求事實眞相的讀者，會得到相當的滿足感；想體驗人生眞實面的讀者，會感到滿意；想學習人生經歷的讀者，肯定不會失望；想尋求人生意義哲理的讀者，一定會感到豐盛與精采。

本人有幸先閱讀本書的手稿，除肯定本書多元性之意義與價值，並鄭重推介，以嚮讀者。

二〇〇三年九月二十五日於臺大醫院

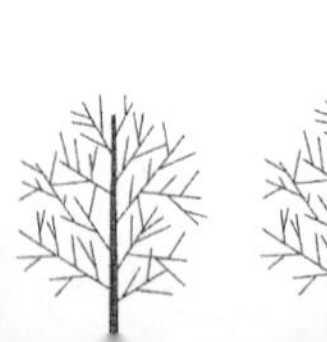
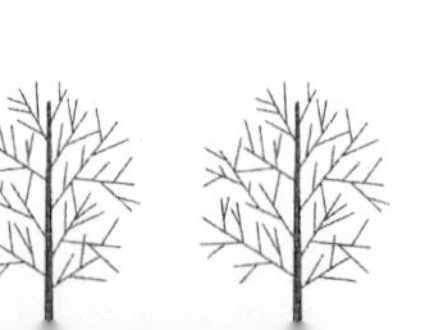
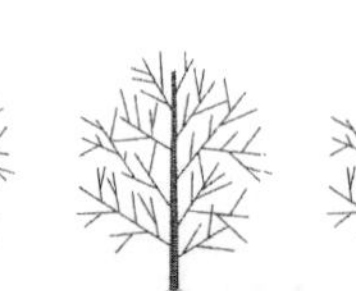
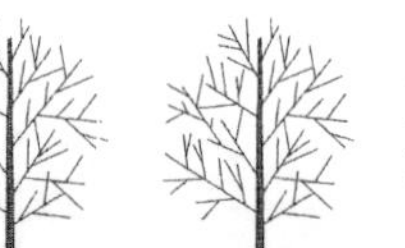
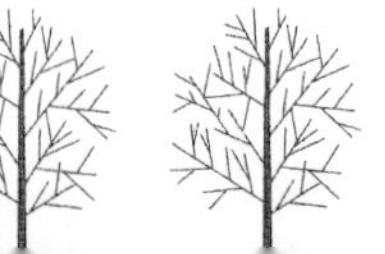
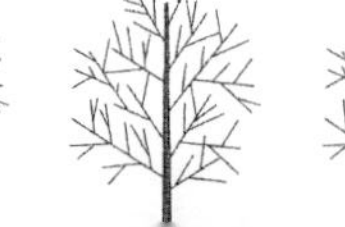
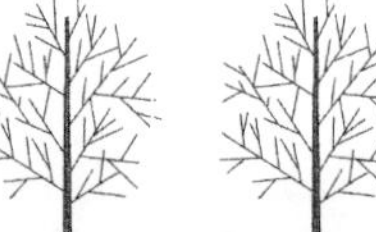

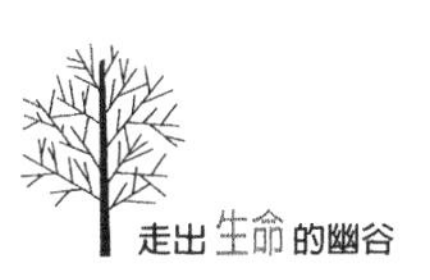

【推薦序】重建自己的生命力

台北市立聯合醫院和平院區副院長
前台北市立和平醫院院長
璩大成

二〇〇三年SARS風波，造成台北市立和平醫院封院，相信大家記憶猶新！這是一場不同於槍砲與化災的戰爭。這場抗煞的日子帶給和平醫院的同仁及他們的家人不可磨滅的傷痛和記憶，對居住在台灣的人甚至於全世界的人們，未嘗不也是一場夢魅。在那一段日子裡許多人經歷了猜疑、恐懼、憤怒、責備、憐憫、絕望，到互相扶持、勇敢無懼、同情到同理，每一個人在這場抗煞期間經歷了自己內心中最深刻的歷練。

我臨危受命進入和平醫院，從了解狀況、解決問題及傳遞正確疫情訊息外，也在那共度危難的日子認識了和平醫院精神科主任李慧玟醫師。那時候每天都看到她在安心服務站嘗試安撫同仁的心情，有時也會看到她在聯通走道上忙進忙出，她是位熱情有愛、平易近人的醫師，和平同仁與她均很熟識，對安撫同仁的心情她還眞有一套。

回首過去，很多人不願再談，總怕勾起許多難捨的心情。現在李醫師把在那段日

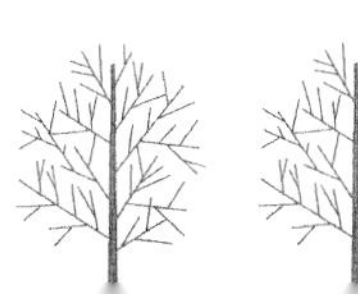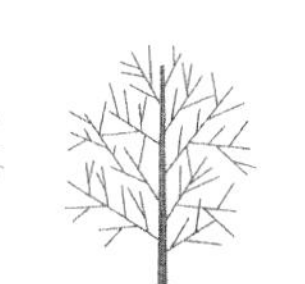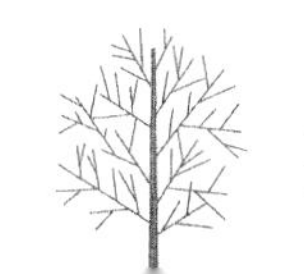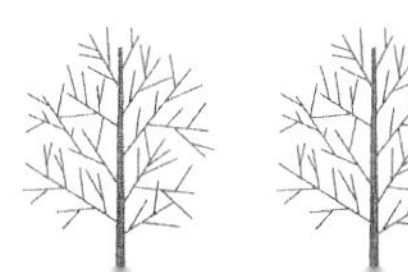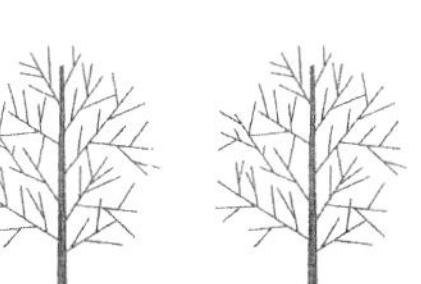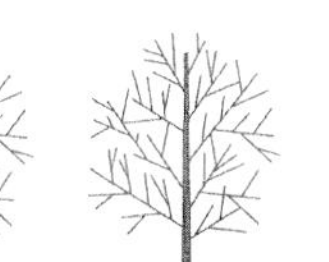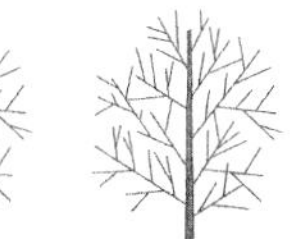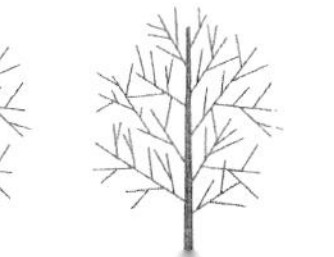

子的日記整理出來，不是要大家再回首悲傷，而是點滴記錄一位身陷危難的精神科醫師自己的心路歷程。在李醫師的日記中，你可看到她如何重新建立自己的生命力，讓自己的未來更豐富。

要從陰霾中走出來並不容易。心中的痛、肩上的重擔從未減輕過，但世界仍繼續運轉，我們仍須繼續過日子。如何安頓心靈的創傷，重新建立自己再生的能量，讓自己能走得更踏實？希望藉由這本書能讓大家重新找到力量，創造自己內心的喜悅，把它化為行動更坦然地面對自己的未來。

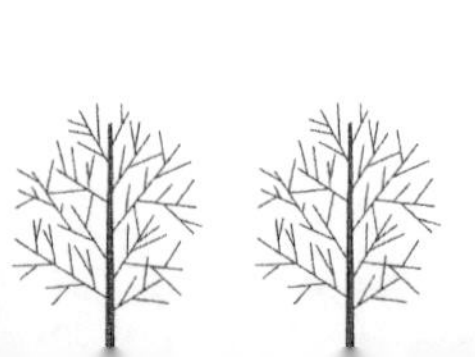
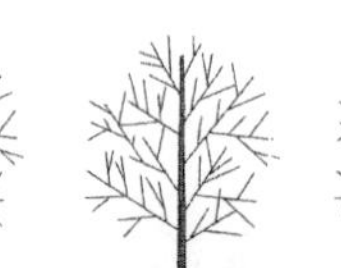
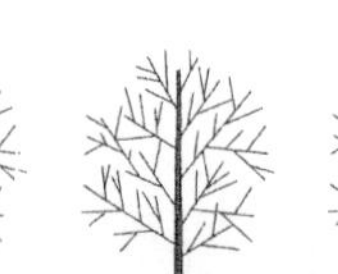
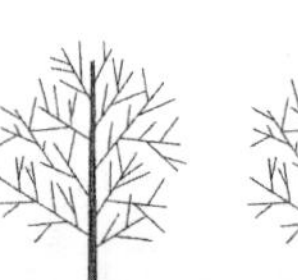
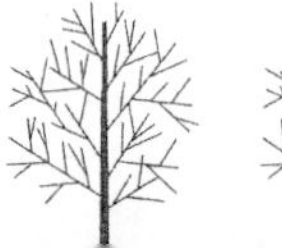
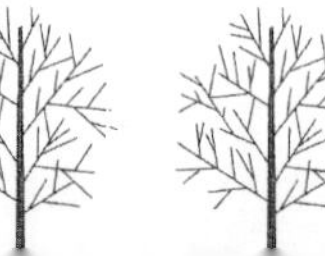

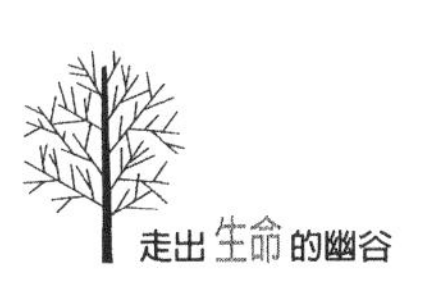

【推薦序】忠於事實，忠於自己

台北市立聯合醫院中興院區護理長
前台北市立和平醫院護理長
張雯華

認識李主任許多年了，在精神科草創時期我們還一起共事過，趕計畫、籌備設置病房等，很忙卻很充實。後來我調到病房工作，大家的工作變得越來越忙，我們能見面聊聊天的機會就少了。SARS來臨時，我們被限制於自己的工作地點，而我在不久後也因染煞而轉到新光醫院救治。回憶當時自己的意念中除了要活下來，別無他念。想著家人、兩個仍然年幼的兒女、所認識的朋友，我絕不放棄！

李主任前來邀請我幫她寫序，我有些遲疑但又高興，總想自己應該已走出這場陰霾。這本書裡，不僅將和平醫院在整個SARS事件中之所見、所聞忠實地記錄了下來，並且也毫不避諱、大膽的將自己的感想說了出來，這種忠於事實、忠於自己的精神著實令人敬佩。

整個描述以日記方式來呈現，讓我在閱讀的同時，隨著日子一天天地過，再度喚

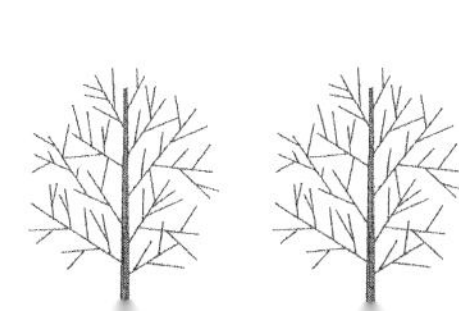
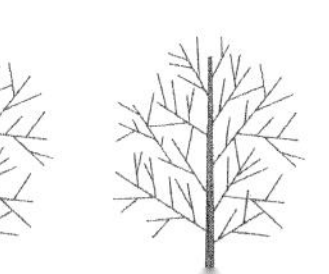
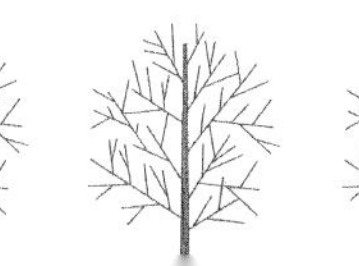
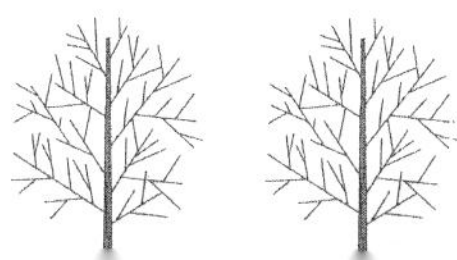
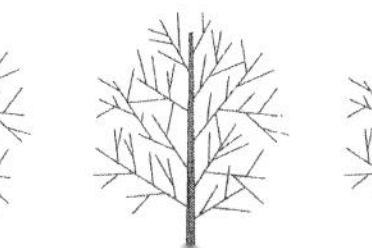
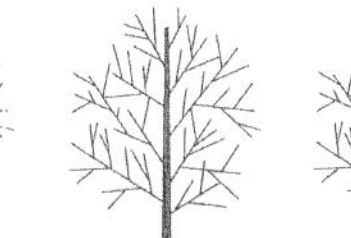
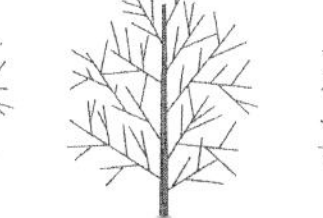
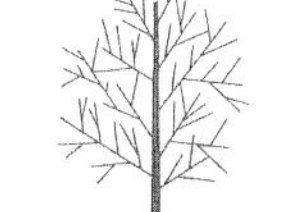
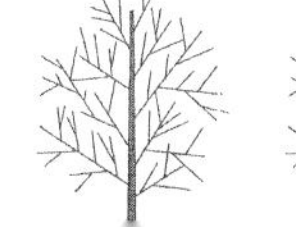
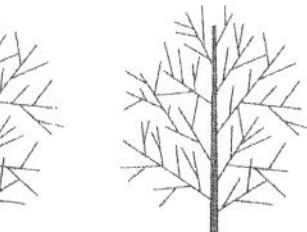

起了心底的思緒及情感。隨手將書一頁頁地翻過，彷彿那一幕幕的人、事、物就這麼活靈活現地跳了出來，一切是那麼的鮮明且那麼的眞實，整個人的思緒及情感就像時空交錯般分不清是在現在或在當時，情緒就這麼隨著書中的內容時而擔心、時而恐懼、時而憤怒甚至哭泣。

看完時整個人就杵在椅上，說是「悸」、「五味雜陳」都無法眞實的表達出自己當時的感受，該怎麼形容呢？頓時只感覺自己好像「空」了，空氣似乎是凝結的，時間是停滯的。在抗煞成功後回到工作崗位，一直認爲自己在心理方面比其他的同事調適得還要好，然而它卻就這麼的將我心靈深處連自己都不知道的「東西」掀了出來，讓我能夠眞正的面對它。

看到有的同事仍無法從事件中走出來，我想要說的是，要想掙脫心理上的陰影就不要怕去碰觸它。藉著多次的閱讀這本書，可以將自己壓抑在心底的痛苦一次又一次的釋放出來，本書眞得很值得我們一看再看。誠如李主任的自序「走出死亡的蔭谷，生命重構」，讀者可以從這裡開始再次深層地探究自己，幫自己重新找回生命的力量。

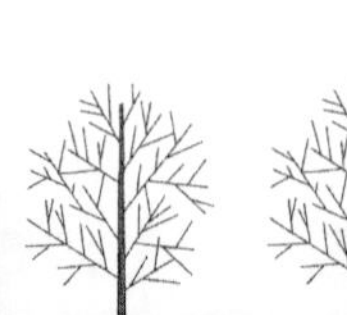

【自序】走過死亡蔭谷，生命重構

李慧玟

歷經二〇〇三年四月二十四日「和平封院」SARS之戰疫，
走過恐懼、不安、憤怒、轉化，

我學習到——
讓智慧的種子發芽，你才能在面對危機時沈著以對。
要對大地更謙卑，你才能看到微毫世界裡驚人的力量。
要對他人更仁慈，你才會有寬容祥和的人生。

每個危機事件的發生均是突然、不可預期，在在威脅著生命及挑戰個人及社會整體結構的適應能力，和平封院事件也是如此，不停地出現的各種壓力源（害怕、恐懼、疾病、毀滅、不確定感、自由的剝奪、罪惡感、、死亡等），不管是個人、群體、整個系統或社會，每個人都需要不停地調整腳步及心理來適應，其間有人會在跌跌撞撞中成長，但也有少數人卻因此出現個人危機（personal crisis）、創傷壓力症候

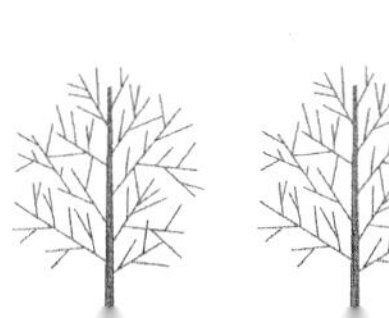
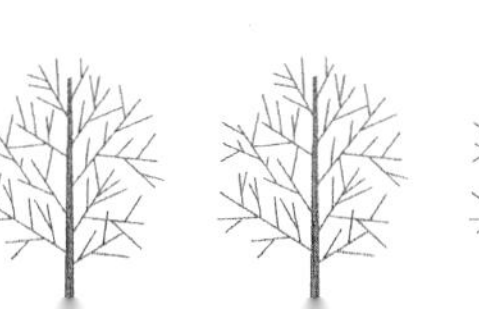
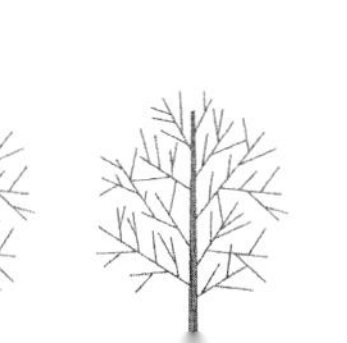
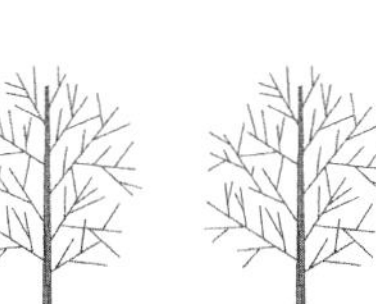
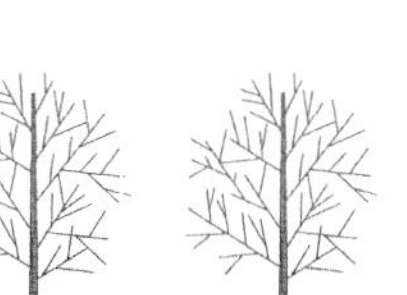
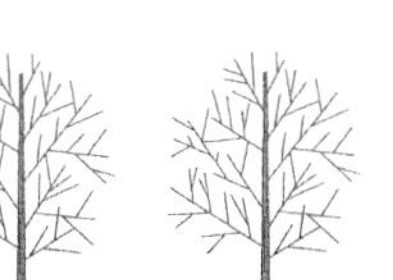
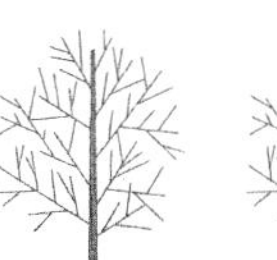
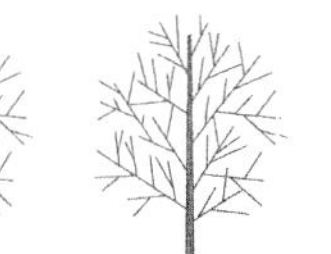

(traumatic stress)、創傷後壓力異常(Postraunmatic Stress Disorder)等症狀。每個人在事件中均有許多功課要學習，許多的人生價值觀會因此再重整，也會因此使得自己的人生哲理更精進。若要說如何用正向態度看待天災人禍，或許「和平」人應該感激SARS給我們這樣一個機會！但也眞希望看到社會中很多人都可因此而成長。

回想起一九八一年，那時剛從學校畢業沒幾年，還在努力學習醫學技術，還在想著如何孝敬辛苦的爸爸，但他卻因操勞過度而過世，爸爸－我生命中的第一位mentor(心靈導師)離開了，最親密的依附關係隨著有形的終止而終止，我第一次感受到生命的無常、嘗到生命無意義的焦慮感。對死亡的憤怒及恐懼所帶給我的傷痛，也讓我第一次懷疑人生存在的意義是什麼？一九九七年十月(我已結婚生子)得了急性肺炎合併咽喉水腫，卻因工作繁重沒法休息，拖延了將近三星期，爲了讓自己能好好保養選擇請假去大溪，希望在那空氣清新、充滿綠意的好山好水中獲得較充分的休息，但卻沒想到差一點在那兒窒息死亡，至今記憶猶新的是再次呼吸到空氣的喜悅。憶中的那一刻，死亡的焦慮逐漸在我生活中瀰漫，想著孩子、丈夫、未竟的理想，還有自己一直以來建構出的生命圖象……，在瀕死的那一刻我的一生竟如跑馬燈般一幕幕浮現。

之後，再一次面臨死亡時，恐懼已不似從前的洶湧澎湃，生命的意義又再一次敲醒深遠沉默的「我」。一九九八年在醫院例行的一次主管會議進行中我心臟病發作，先是在聆聽同事討論時，突感一陣陣燥熱，隨之而來的是胸口的疼痛及呼吸困難，我努力地咳嗽幾次，但疼痛及胸悶並沒因此減緩，死亡的焦慮又再一次衝擊了我，那一次躺在急診室的床上，淚水靜靜地流下來，想到正在上課的兒子，想到正在上班的老公，想到還有許多未竟之事，逐漸地感傷情緒被一些念頭取代，身外事物這時反而沒影響到我，不停想到的是「他們會怎麼論定我呢？」「我希望孩子怎麼看我呢？」「生命的意義是什麼？」「意義的價值是什麼？」「價值與意義要用什麼樣的方式存在？」，這麼多混亂的思維讓心境更無法平靜。此時，一個「活在當下！」的念頭閃過，我決定開始寫下一些生活點滴，把自己對家人的愛點滴記錄，漸漸地焦慮在下降，日子在每天踏實的輪軸下繼續運轉。

二〇〇三年四月和平醫院SARS風暴，聚集了全世界人的眼光，引爆了許多人內心深處存在的死亡焦慮，我也身陷災難情境二十一天，死亡的焦慮再次蒞臨，我毫無選擇地面對，看到同事間瀰漫的驚恐，臉部緊繃的表情、退縮封閉的身影，這樣的無力無助，SARS還未侵入大家就已經被自己的過度焦慮打敗了。這時的我不禁感激起自己生命歷程中的幾次經驗，歷練我、成就我，讓自己能掌握當下每一刻所能爲，盡量讓

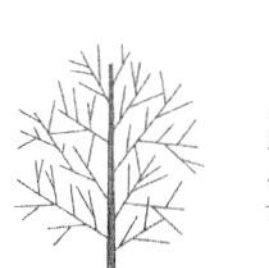
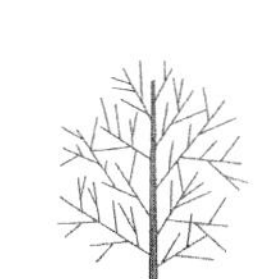
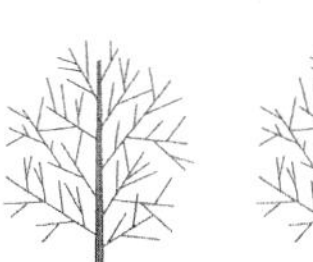
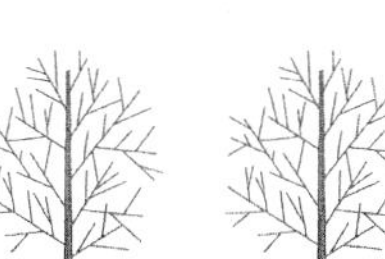
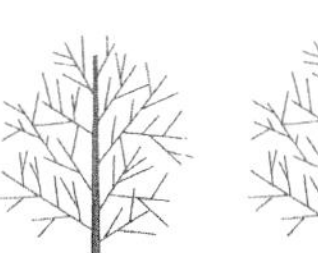
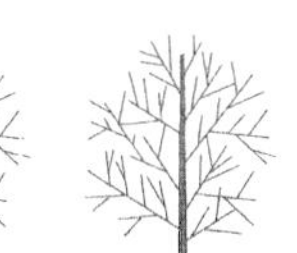
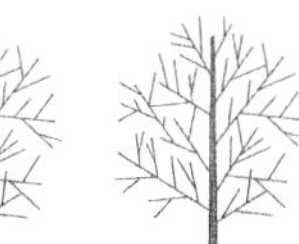
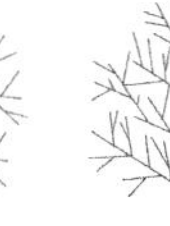
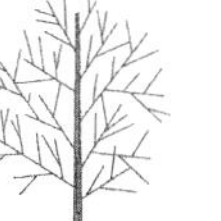
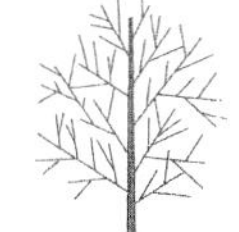
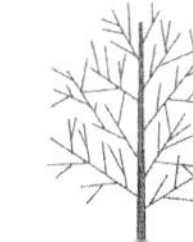

自己不去預估未來，畢竟未來是如此不可期，「活在當下」才是最眞實。

這本書與其說是「書」倒不如說是我的「心路歷程」，何其不幸二〇〇三年四月二十四日我和其他一千多人，被封鎖於台北市中華路二段三十三號台北市立和平醫院A棟裡；也何其有幸一個精神科醫師第一次自己身陷創傷情境中。在那短短二十天中自己經歷了心靈的創傷，但也感受到自己可以爲他人做些事的滿足，看到一幕幕活生生的人生劇場，也感受到自己每天與死神交手的張惶。我常問自己爲什麼不敢表達脆弱？因爲我眞的脆弱！我也常問自己爲什麼不敢表現貪生怕死？因爲我也不想死啊！我也常問自己難道我不能自私嗎？因爲自私可以讓我有多點時間喘口氣。但是每次我都擦乾眼淚再出發，每次我都需壓抑自己的害怕去安慰同事，每次都想著「施比受有福」。再看一遍自己的日記還是熱淚盈框，這事件中我失去了好幾位老同事，靜秋（八病房護理長）這個傻大姊、巧妙（檢驗師，她總是兢兢業業客客氣氣）、楊咩咩（病房書記，我們是多年好友。我們都喜歡Hello Kitty、喜歡喝咖啡、喜歡種花花草草，她手藝很巧常做一些手工藝。眞懷念她叫我「世界第一超級大美女」時的俏皮模樣）。復院後回辦公室，看到楊咩咩送我的麵包花，菊花壁飾色彩仍是那麼鮮綠，一旁那隻懶懶的小粉紅豬也是妹妹的手工藝品，雖已褪色但仍俏皮地躺在桌面，牆上掛著一雙藍

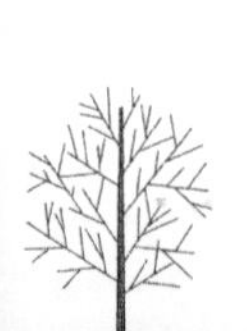

色水晶穿珠拖鞋是年初她送我的，還有好幾個平安符……，妹妹爲什麼你就不會爲自己多留一些平安？

明天（二〇〇四年四月二十三日）就是封院滿一週年，這兩天許多媒體的關注讓那種逐漸被封存的情緒再度燃起，時間的鐘擺再次擺盪到這裡，又好巧地北京在昨天晚上發佈SARS疫情，但一年前的張惶失措已不再復見，代之而起的是井然有序的各種措施，「和平」人心情也許還會不安，但卻不孤獨也不慌亂，因爲從去年424後我們的心已緊密地在一起，我們不會吝惜伸手互相幫忙。

面臨二十一世紀的新疾病，大家措手不及、腳步慌亂，SARS考驗醫療專業、行政體系，甚至人性之最深層的原始情緒，誰該負責？誰是對？誰是錯？該怪誰？該罵誰？我不知道。但希望仇恨能漸漸遠離，畢竟擁抱怒氣是那麼讓自己痛苦。但也希望掌權者、有勢力者能因此事件增長智慧，在做任何決定時，請將人民的生命及人權放在思考的核心，對人權生命的尊重是每一個人都應該要做到的。

二〇〇四年四月二十二日

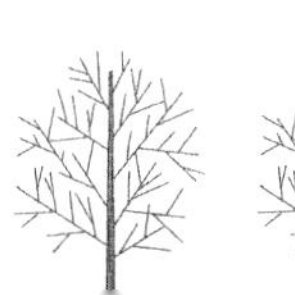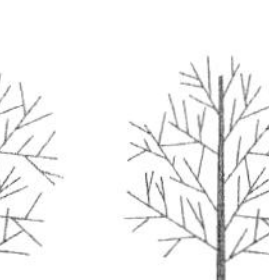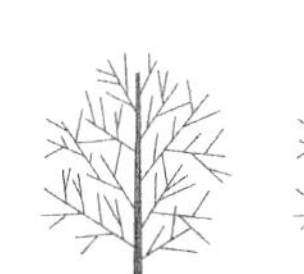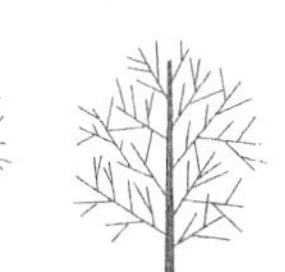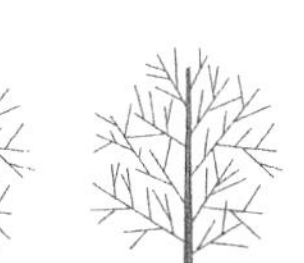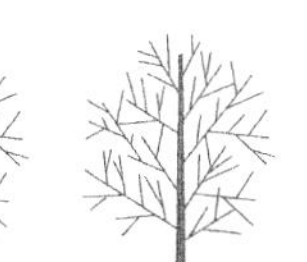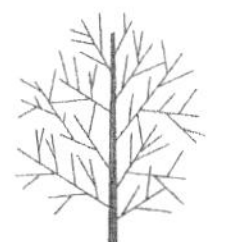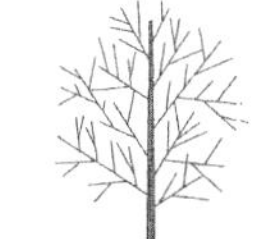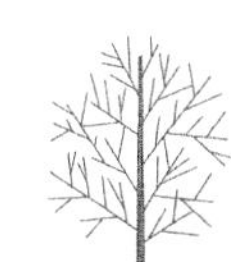

【前言】

還記得封院時自己一直勸同事要堅強活下去，有時還會說笑話讓大家輕鬆一下，當時最難忍受的是自己在夜深人靜時，被那種排山倒海而來的哀愁與不安侵蝕的恐懼；也曾絕望到怕自己再也走不出去，見不到自己的親人；但日子一天一天過去，隨著逐步出現的行政措施，如病患逐漸轉院，生病的同仁轉至他院治療，病房逐層清空，又開始對未來的期望再度燃起；但每當因有同仁發燒被宣布需再從頭計算隔離期時，那種遙遙無期無止境的等待，卻一遍又一遍地衝擊著思親之情，每日都可看到同仁間深鎖的雙眉間的無奈與憤怒，但似乎那些情緒也只能留待自己獨自反芻。好不容易到了五月二日，A棟同仁的安置處所開始明確，大家卻又陷入另一個擔心，總希望自己是第一梯次出去的，不諱言我也很期待，但是總想院內尚有同仁我不該這樣就走，直到五月四日我們被告知全科需離院隔離，於是從醫院到至善園，從至善園到回家，這期間眞是五味雜陳。

五月二十二日開始報到。還記得當天中午科室同仁齊聚在一家餐廳，敘述隔離期

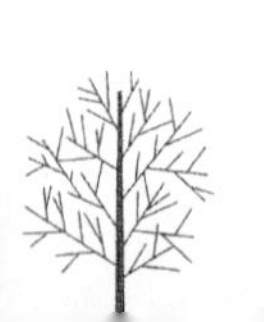

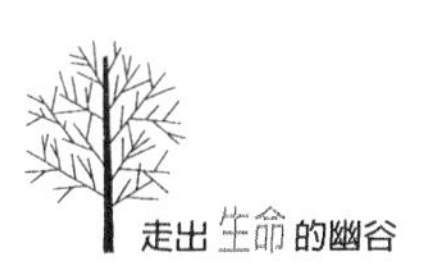

間種種及回院之規劃，回院前還在社區心理衛生中心著手社區精神病友狀態之追蹤，六月三日後大家均回「和平」，打掃、消毒整理東西，看到桌上的一盆滿天紅蝴蝶蘭仍然盛開著（生命力眞強！），還有魚缸裡的孔雀魚仍活著，精神爲之一振。心裡也不停地督促自己，「和平」還是可以再依靠，畢竟我在這裡已服務了二十年，它讓我茁壯、它讓我辛苦，也給我磨練，這是我的事業之家！我還是可以在這裡發揮自己的專長，實踐自己的理想。於是我不停地告訴同事們，「和平」是相對安全的地方，因它曾受創過，留下來的同仁應該會更團結，因爲我們曾經共患難過。

封院期間到隔離後這一段日子，上了好多媒體，也偶會出現情緒語言，雖然大部分的朋友給我的回應均很正向，但也有批判的聲音認爲我好作秀。其實，我自己也曾納悶爲什麼媒體會找上我，歸根究底是因長久以來，我與某些媒體記者朋友經常會因兒童青少年問題多所往來，於是她們會在封院期間對我表達關心，也因此造成少數人誤會我想越俎代庖當發言人，其實我想從頭到尾想的、說的均是肺腑之言，或許不成熟、或許太刺耳，卻是滿懷眞誠，希望讓大家明白這是封院期間某一小眾所見、所聞、所思而已，畢竟一切眞貌還需許多人共同拼湊方能還原，但不知道有這種道德勇氣、敢於面對事實眞相的能有幾人？

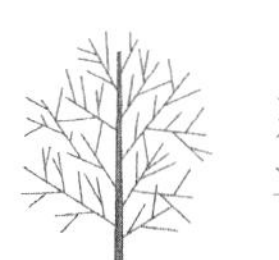
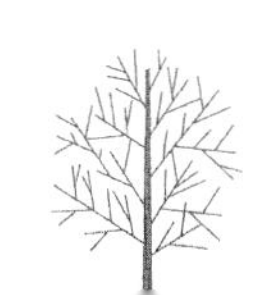
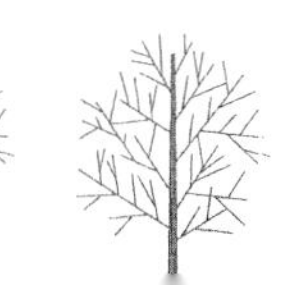
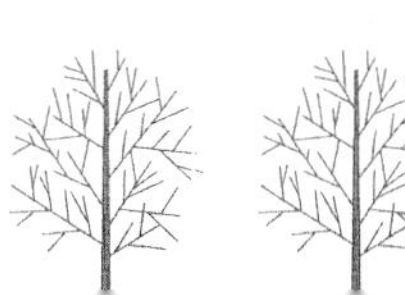
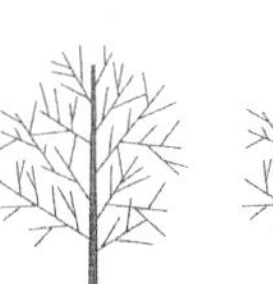
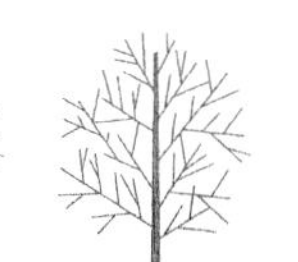
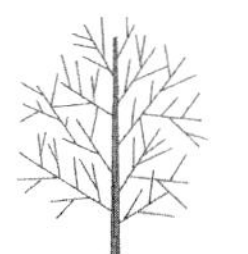
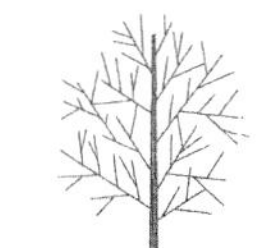

五月二十七到二十九日醫院辦了三場攜手營，我也參加了三個梯次，並且充當串場的司儀（很多人說我台風穩健、主持一級棒，就是欠栽培），每一個團體均有很棒的回饋，也留下許多手工藝品，團體的分享、結束前的合唱「手牽手」，更是把氣氛帶到最高點，那三場攜手營的震撼使我亢奮，在那裡自我個體之重新建構更上了一層樓，自我復原（self resilience）的力量也更成熟、更積極。

回院後在陸續與同仁間的正式或非正式之心理諮商過程中，察覺到不管是衛生局或醫院均明白心理衛生之重要，但是其做出的許多心理復原決策，卻讓被服務者心煩，讓服務者心力耗竭，而我發現自己這時也出現耗竭的症狀——易怒（尤其是對著老公常雞蛋裡挑骨頭）、倦怠（整天都想睡覺）、注意力不集中（丟三落四，東西常常丟掉）、全身酸痛不已、害怕不安、不想上班（一直想如果轉換跑道不知可好？）等，於是下定決心找兩天休假離開台北，我和老公去了日月潭。

日月潭（應該說是魚池鄉）是我第二個故鄉，小學六年級我們全家遷到那裡直到我醫學院畢業才再搬回台北。在我生命週期裡幾次重要的關鍵均是跑到日月潭住幾天後才下決定的。記得爸爸過世後我到日月潭，在那裡擁抱思念爸爸的澈骨傷痛，療傷止痛後回來再繼續走自己的旅途；決定是否嫁給老公前我和他也是到日月潭，好似在

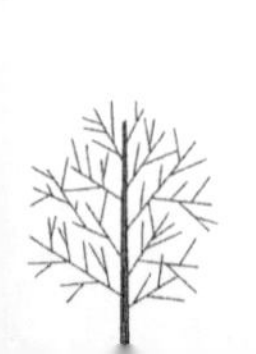
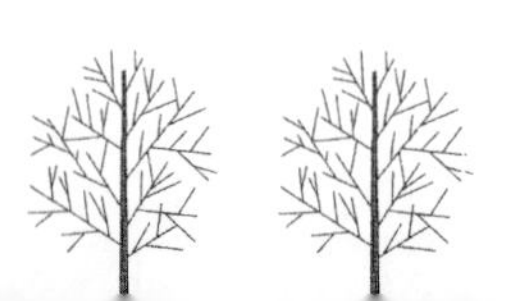
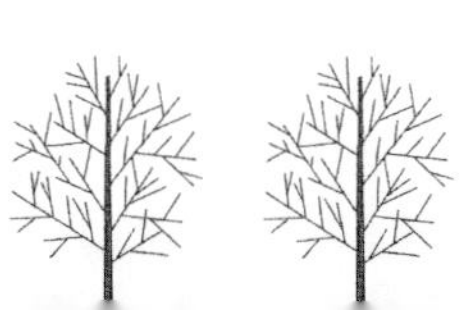
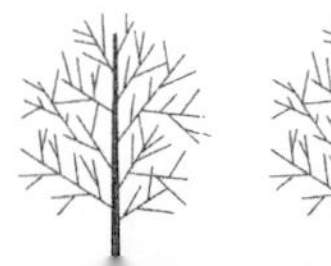

那裡我可以心清靈定地看透一些事物，重新整理自己紛亂無章的心境，在那裡我也有一些親戚，他們也是滿心祝福呵護；兒子小時候，我也曾數次帶他們回去看看我成長的地方；這次和平封院事件後，我的心靈一直無法平靜，夜深人靜時總會想到一些熟悉的同事他們和自己交雜的傷痕，我想我該再去靜靜心了！車子一離開台北市突然硬梆梆的肩膀就鬆了，雖然開到中和就下起大雨，但掃不了我的興，一路上與舅媽聯絡、和老公談及過去日月潭的點點滴滴，路上雖然車子多但我們仍照預定時間到達。住進涵碧樓，那裡眞的漂亮，但也眞的很貴（想想人生偶而奢侈一下也無妨），我們的房間正對光華島，房裡桌上有個深色淺盤放著一朵盛開的蓮花，淡淡的粉紫色配那墨綠的淺水盤，好似蓮花池！轉眼望著落地窗外沈靜無波的湖面，隨著日光照射時間不同而幻化，坐在陽台的躺椅上什麼也不想，起身想喝口茶都輕移腳步，深怕聲響會打破哪難得的寧靜！遠處的光華島（它在921後大部分均沒入水中，僅剩稍微突出的小丘立於湖中）、慈恩塔，靜靜地矗立在這片湖光山色中，似乎在告訴我「寧靜致遠」！腦中還是偶而會飄進一些煩人的事情，但只要再望望遠處的湖光山色，它就再次飄開。隨著太陽下山月兒升起，暗澀的日月潭在月光下顯現絲絲的水光，又是另一個風貌。隔天起了一大早我們沿著湖邊步道漫步，清新的空氣飄揚著淡淡的木香，隨著時間轉

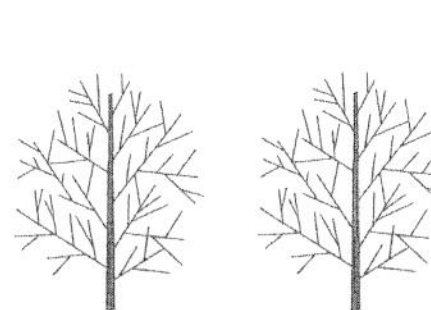
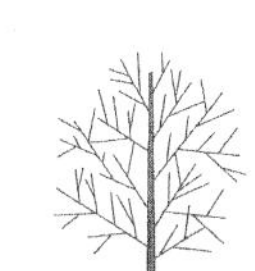
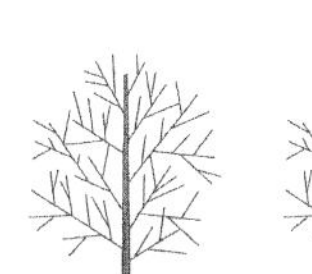
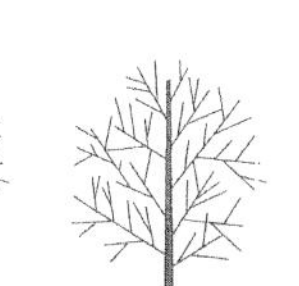
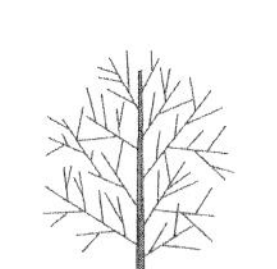
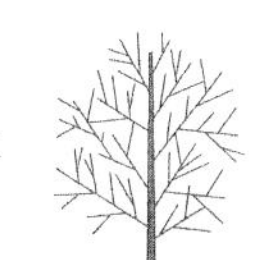
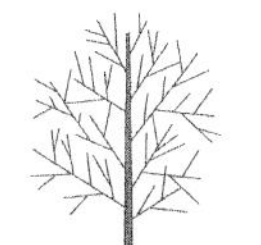
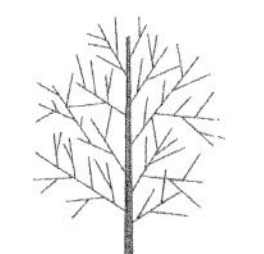
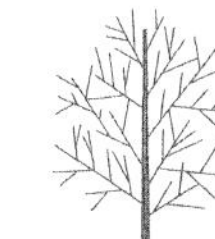

動陽光越來越強，流了一身汗、走走停停，有樹蔭的地方就清涼許多，在路邊涼亭休憩時還碰到一對老夫妻，看著他們互相扶持的模樣，希望我和老公也是老而彌堅。

隔天，我們去了九份二山（921地震震央處），看到「天災」所帶給人們的傷害，很多地方已逐漸看不到地震所帶來的破壞，樹還是那麼綠、風吹起來還是那麼清新，人們已逐漸融於生活，笑聲、希望、朝氣在很多地方都可以感受到，在那兒我買了一包小香菇，很香！故鄉的美是因它蘊含著我們的成長軌跡，路邊的小花、街角的小商店、連空氣都帶著回憶。從九份二山回來，車子經過小時候成長的街道，還是沒什麼變化，以前住的老家是日式房子，我們都好喜歡，但現在已換裝為一棟西式建築，看起來很新但卻沒了回憶，不敢停車下去看，我想屋後的葡萄園及蓮霧樹大概也不見了，留下一些回憶吧！白雲蒼狗難回首。

四年前921「天災」讓我的第二故鄉受創，還好一些熟識的人均倖免於難，現在看到他們仍如從前安詳知命，樸實過日子。回想「和平事件」，是「人禍」？是「天災」？我們什麼時候可以重拾以前的踏實、快樂、希望？需要哪些因素方能達到？我問當地人如何從震災破壞中再站起，他們說：「自己來！靠別人都靠不住。」

自己未來人生的路，應該是自己為自己鋪設而不是讓別人操弄。

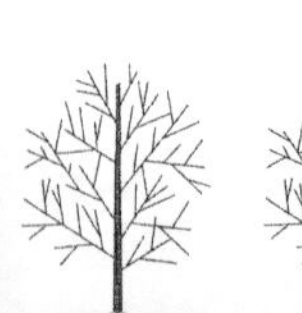

似乎一切逐漸在上軌道，離和平封院已近四個月，醫院恢復整體作業也已兩個月，但爲什麼這段日子以來，許多原來願意留下的同事卻一個個離開，少部分同事緊抱著創傷後的「疾病角色」繼續退縮，也看到一些老同事（他們都是在「和平」奉獻青春歲月），百般不捨的辦退休；分別心在同事間瀰漫，比可憐、比是否染煞、比處在A或B棟、比早出去晚出去、比心理受傷多寡，看到這些現象好難過。而我，對於自己未來的事業生涯竟也越來越徬徨無主，考上博士班的喜悅已逐漸散去，取而代之的是對未來強烈的不確定感，這樣的衝擊讓我很不安！復原中很重要的「自主」「恢復如常」「新願景」是如此模糊，醫院目前整體走向讓我捉摸不定，許多與「和平」相關的消息總是從報紙上先知道，很多上級單位對「和平」之定位，「SARS專責醫院」？「感染醫院及綜合醫院」？「國家級感染醫學中心？」「擁有較多負壓病房的綜合醫院？」爭論不已。「和平」在未復院前就被開了二個大洞—負壓病房及發燒篩檢站，同仁們回院後除了修復心理的傷痛外，還要重新面臨一個「嶄新」的工作環境，說實話，留下來的「和平」同仁的韌性及彈性眞的令人欽佩！

但是也會看到那詭異的氛圍在蔓延，人力不分科別、不分專長，一切似乎只爲SARS，是不是應該讓專業團隊進行專業醫療服務？而不是讓非相關專科的醫護同仁，

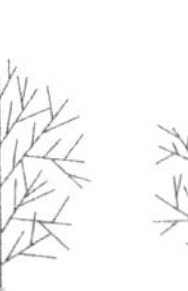
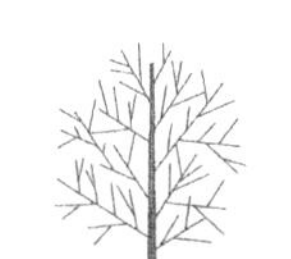
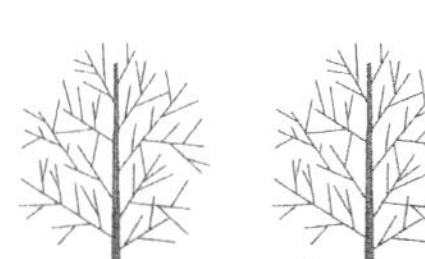
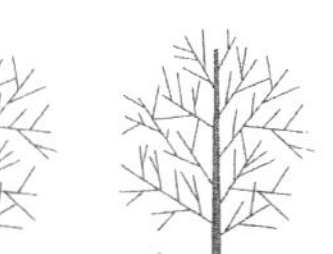
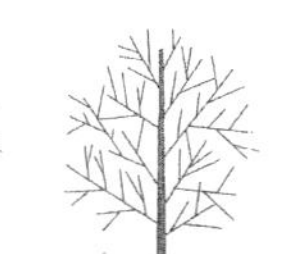
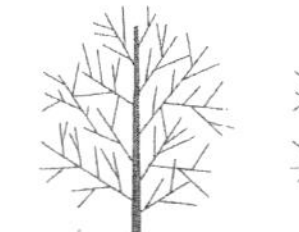
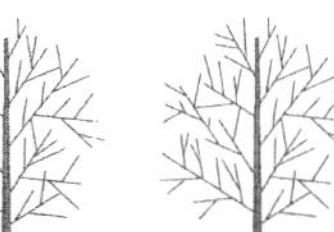
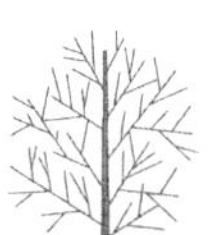
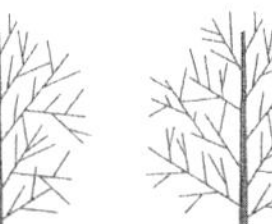
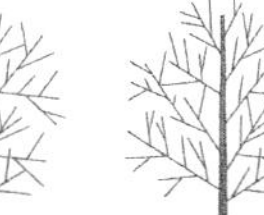
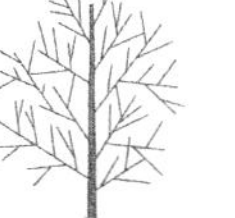
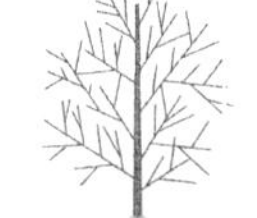
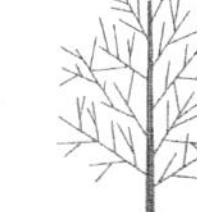

再次充當雜牌軍，這麼短暫的時間裡剛離開一場創傷的助人工作者，是尚未完全脫離那種de ja vu「似曾相識」的心理，於是讓復院時大家的衝勁、攜手營中的同心協力在逐漸地消失，看到自己也在那種氣氛下，逐步交出自己個性中的優良特質：努力、積極進取，很不喜歡自己變成如此消極，常在獨自一人時問自己，二十多年來的點點滴滴，眞捨得嗎？想靜下心來看書，但書本拿了好幾本卻心慌意亂，總無法專心一意往下看，總想「後SARS」的心靈安頓似乎比在隔離期間更磨人。活過半百的人生仍然那麼難，常問自己何時可以做自己？何時可以安身立命？

另外，此次SARS事件讓我更深切醒思，醫療環境的變遷這麼大，與我當初所看到的先父行醫風格，及自己對醫師這個職業倫理之認知差距越來越大。還記得小時候，常會聽到爸媽因有些病人欠診療費而爭論，爸爸就常說：「他們有錢就會拿來還，況且我也不知道怎麼向人要債。」，爸爸只是沒沒無聞的鄉下醫師，但他卻是一位不可多得的「人性醫者」，爸爸在我畢業不久就過世了，但他對病人的人性關懷，卻是我在行醫中不停反芻的依歸。不諱言每個人都愛賺錢，但君子取財有道，我絕不因愛錢草率地看病人，所以幾乎很多的病人都和我變成好朋友，甚至於他們有時還會爲我擔心，很多人都會問我：「我們把自己這麼多的垃圾倒給你，那你怎麼辦？你一定會負擔好

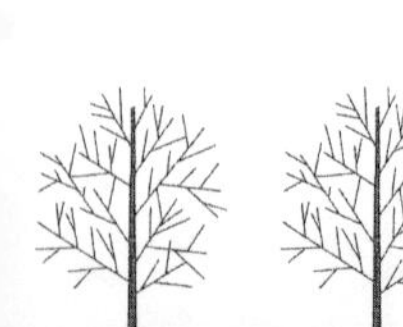

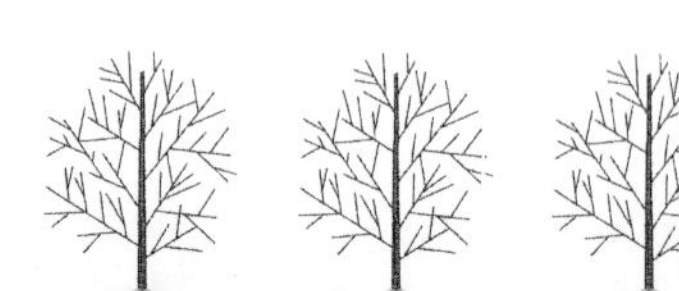

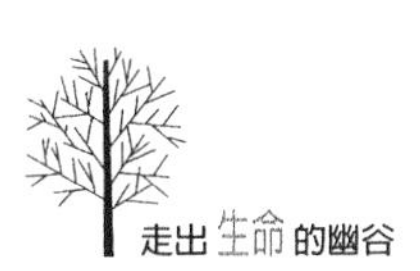

大！」但我也常告訴他們：「你來找我看病是因你信賴我，你願意將你的苦痛告訴我，這是我的榮幸，況且治好你的病的一定是你自己，我只是運用我所學到的一些專業技巧，幫你先抽絲剝繭理出頭緒，然後逐一地運用方法去解決這些問題，我不會收垃圾，但我會協助你們進行垃圾分類。」其實這一路走來，病友們的經驗才是我行醫中的活教科書，是因爲她們我方能更精進，也是因爲她們我才能更知足。醫師治病不是在解下病患的自主能力，而是運用專業的技巧提供病人專業的建議，不能「頤指氣使」，但也不能「隨病人之意」，而是要說明、把他的自我復原能力再找回來，讓他明白，然後一起對抗疾病（建立病識感）。

不知多久以來，醫師看病的時間已被簡化到幾分鐘，只因健保給付不合理（診察費僅兩百多元左右），但是我們是不是也應該反思，病人是因信任你而來，他們把生命託付與你，如此可貴的信賴怎可用健保的不合理來忽視？如果你把每位病人當成你的朋友親人，你會希望她們的醫師是怎麼對待她們呢？「視病猶親」不該只淪爲寫在牆壁上的字，而應該深植在每一位醫護同仁的心中，然後付諸於行動；健保給付重機器輕人力，看一個病人比剪頭髮還便宜，是有許多不合理，但畢竟那是當醫師的另一部分，醫師生命的價值是在不分彼此「對人的尊重」。我們需努力澄清到底台灣的醫療是

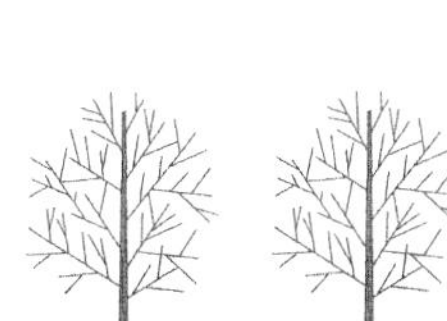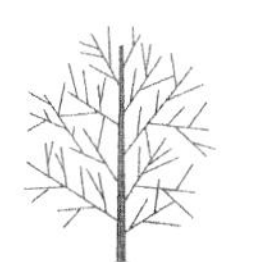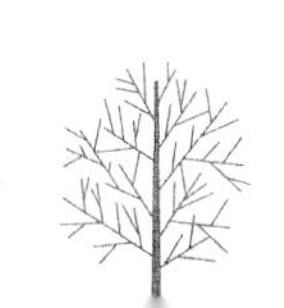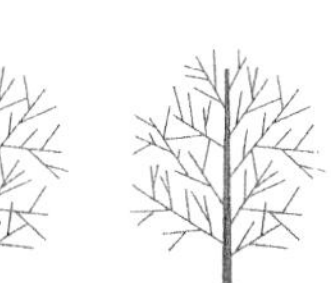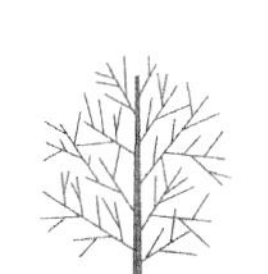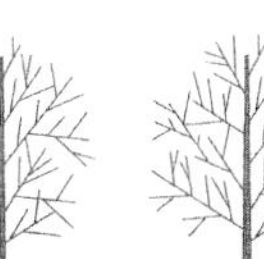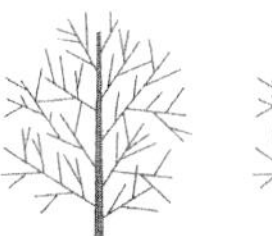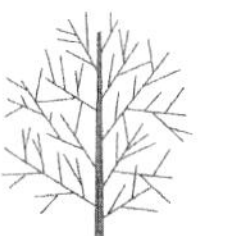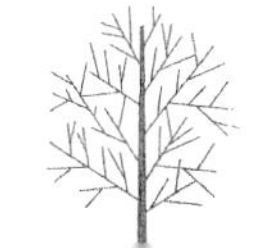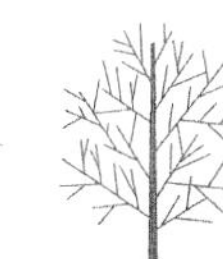

要社會福利制？還是要自付保險？如果是社會福利，那麼公醫制度需趕快設計出來；如果是要做到自行保險，那麼如何進入市場競爭機制也須有明確的遊戲規則，但是迄今似乎還是未有討論。SARS事件後曾於中國時報看到黃崑巖教授所寫的許多對醫療環境及健保之針砭，句句鏗鏘有力，字字肺腑之言，但誰能來落實改進呢？大家的記憶隨著時間的拉長越來越模糊，已架構的習慣會讓人害怕改變，於是一切重歸於平靜，SARS變成名詞而已，「和平」事件只變成浪濤上的泡沫。

再來看看有些病人，她們的看病習慣是否也改變了？從近來的觀察似乎大家真的也在淡忘中。你可看到病人仍會選擇大醫院，還是不太習慣分級就醫，診所醫師怕病患流失、大醫院醫師在講求績效的要求下，繼續為增加門診量及收住院病人而努力。病患會希望醫師多開藥，因為交了好多健保費，要撈本！家中多出來的藥常變成朋友間的「伴手」，這是很危險的。也有些病人把醫師當成神，認為他們不該有情緒，他們應是上知天文、下知地理，他們應該是金剛不壞之身、刀槍不入。於是醫師被神格化，被要求臨危不亂，被要求不可生病，也被要求「去人性化」，很難！但到底是哪些因素造成這樣的迷思？醫師自己本身多年來不管外在或內在，常會落入自我權威化，認為自己應該是一言九鼎，而社會對醫師也做如此期待，於是你可看到病人在診間不

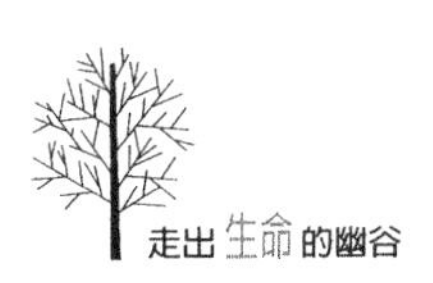

敢問醫師問題，找甲醫師看病卻把對處方及疾病的疑問轉問乙醫師，也因此而常造成互相間的誤會。事實上病患與醫師間應是同盟關係，彼此均應誠佈公，互信互助無任何害怕或懷疑，希望這樣的理想不是烏托邦。

永遠有顆眞誠的心一直是我的資產，走過大半歲月，雖然我學會進退壓抑，但慶幸自己沒有交出自己的赤子之心，只是處事純熟多了。想想父親也是如此，他一生中曾有人對他不友善，也曾有朋友背信傷害他，但是他對人、事、物卻從未改變初衷「眞誠、包容、關懷」。

很感激自己的生命中總有朋友、親密的家人，在我深受傷害時總有人伸手拉我一把。在生命輪軸中與我交會的每一個人、事、物，都讓我的「存在」更有意義，愛我的人讓我幸福，讓我受傷的人讓我更精進，生命中的必然讓人篤定，而生命中的意外讓人重建自我價值。

什麼是意義？什麼是價值？什麼是存在？如何尋找意義？尋求意義的價值又是什麼？而存在的意義又是什麼？本質又是什麼？挫折與空虛又會帶來什麼？……

我對自己期許當個充滿「眞誠」和「愛」的人，因爲「唯有愛能直達一個人的內在核心之處」（出自Victor Frankle《活出意義來》）。

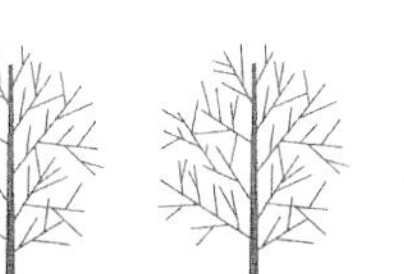
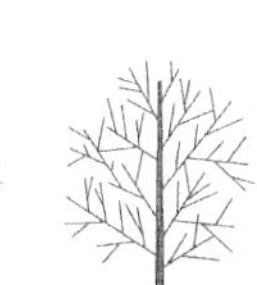
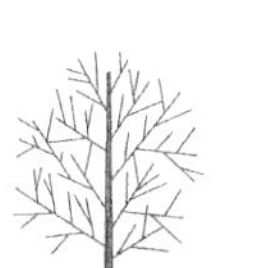
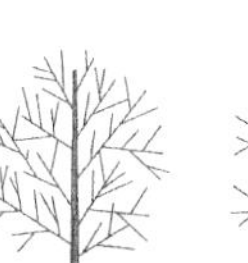
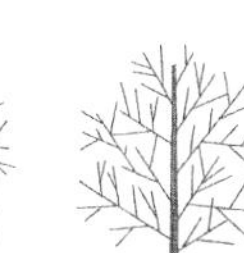
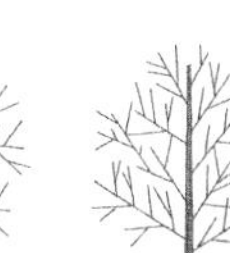
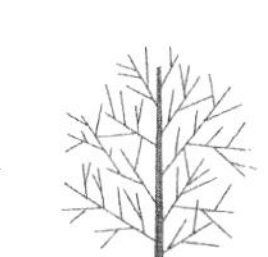
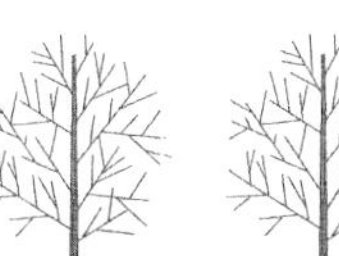
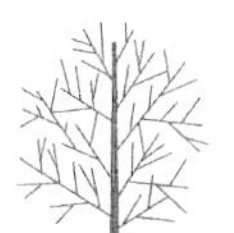
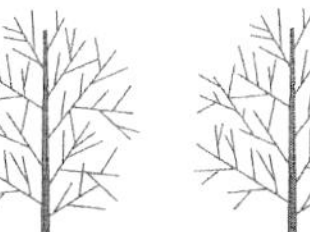
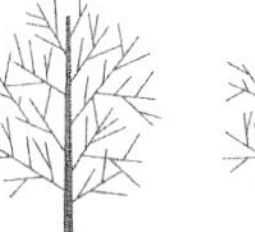
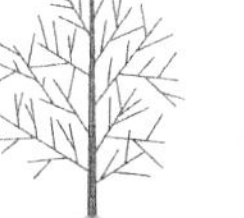
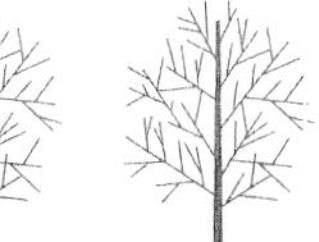
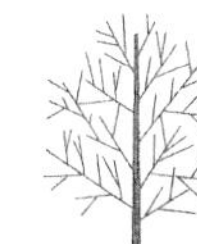

【目錄】

推薦序

自序

本文

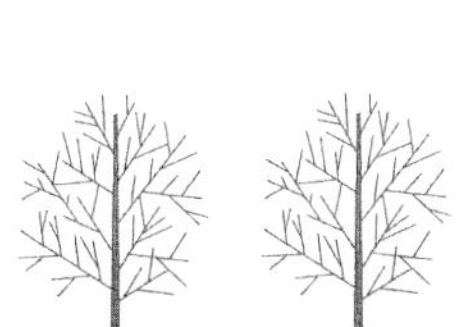
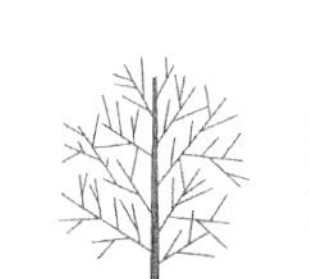
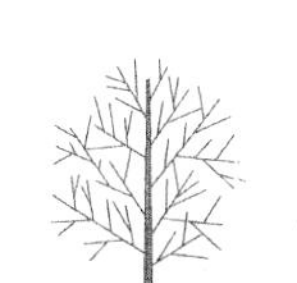
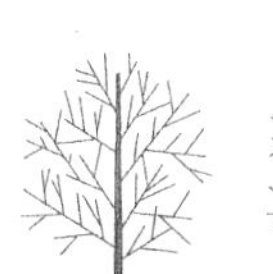
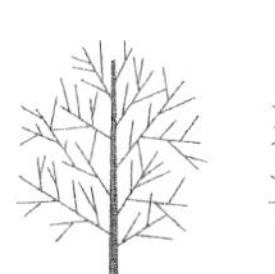
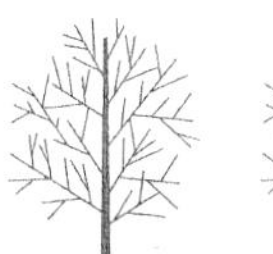
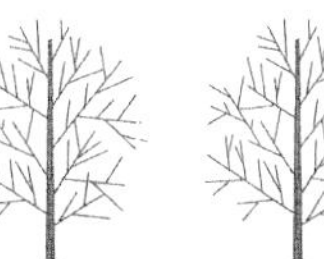

四月二十三日（封院前一天）：SARS防治網破了

四月二十三日，一早醒來，睡眼惺忪地坐到餐桌前，映入眼簾的竟是報紙頭版上斗大的標題，寫著「SARS防治網破了，和平醫院爆發院內感染」，頓時心頭爲之一震。

「是嗎？怎麼會呢？」匆匆吃完早餐，帶著滿腦的狐疑及不安，請老公提早送我去醫院，一路上雖努力回想仍難整理出蛛絲馬跡（自二、三月開始即常有SARS報導，院內針對此新興疫病也常做宣導等等……）。

此時，我突然想起來，四月二十二日早上的主管會議，我因門診的關係，請郭醫師代爲參加會議。事後，她告訴我「院長要大家一定要帶N95口罩。」。當時我就覺得很奇怪，但此時回想起來，終於可以把整件事情的輪廓接續起來。

儘管我對於院內感染的情況並不十分清楚，但卻深感此事的嚴重性，一到醫院後就直奔精神科日間留院部門（急診大樓四樓）。看到早到的日間病友已在量體溫，護理師與心理師正忙著協助病友與精神科同仁量體溫及登記，還請同仁發口罩給來院的精

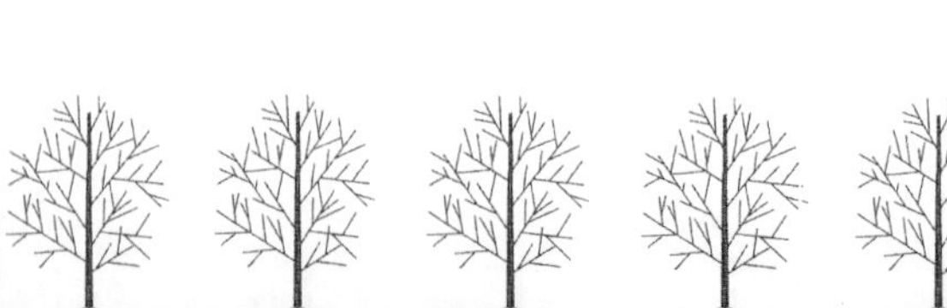

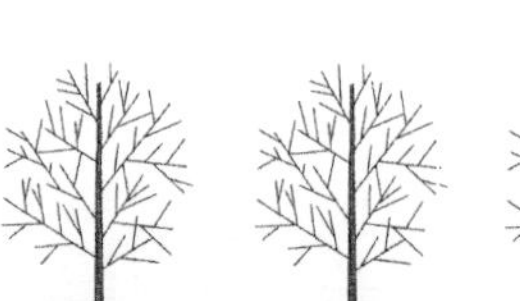

神科日間留院病友，並且拜託護理同仁再次提醒他們有關SARS的預防方法，也請病友在備足隔離期間十四天的藥物後盡早回家（法定隔離期是十四天，病友們一定要備足藥以免斷藥發病）。此時，有些病友們還不明究理地在問問題，有些則匆忙地整理置物櫃的東西準備回家，表情看來凝重、焦慮，但還算是井然有序。一切似乎仍在控管中，大家做起事來也還算有條不紊。但也聽到陳治療師氣急敗壞地講電話聲，我則因必須去趕一場演講，而來不及詢問她的狀況。

小芸與邱治療師是我們精神科的護理師與心理師，我們精神科裡共有十五位同仁，有三位精神科醫師（含我）、四位護理師、一位心理師、一位職能師、一位社工師、三位就業輔導員及兩位行政人員。平常業務包括精神科日間病友的個案管理工作、職業技能訓練、外出就業輔導外，還包括精神科門診業務、各種心理、職能測驗及爲兒童發展中心負責發展遲緩兒童治療與評估的工作。

看著他們一一爲同仁、病人量體溫時，內心突然湧上陣陣感慨。在日間病房的主要工作中，體溫計不是絕對的醫療器材，如今卻成了工作中主要的內容，然而SARS病毒是不會挑病人的，並非在感染科或者是其他科裡才會有SARS，它極可能存在於每個角落伺機而動，「小心爲上」應還是防治的基礎。況且精神病友在現實感上參差不

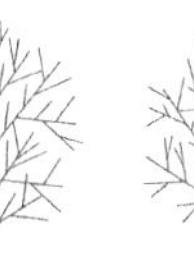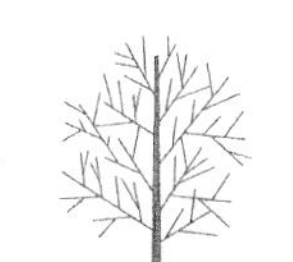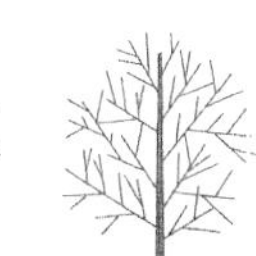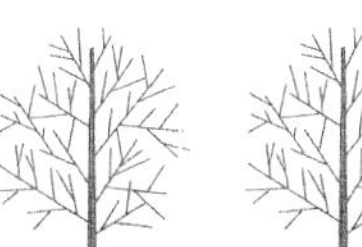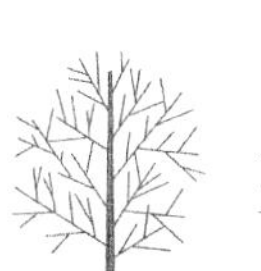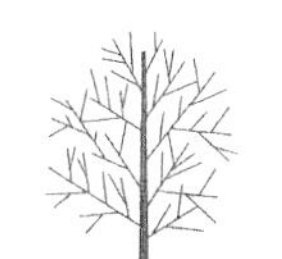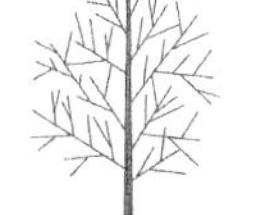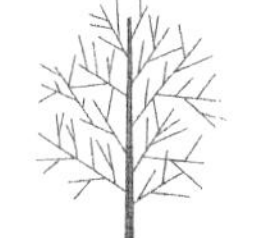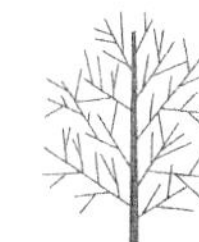

齊，我請周瑪（護理師，平常都這麼稱呼她）在病友回家前仍須再考核一次。

中午時分自演講處回院，才知道不知是誰到處誣告我不准同仁戴口罩，而且新聞還上了三立電視台，他們未經查證卻把它當獨家，此事讓我懊惱不已，但排山倒海而來的開會、討論、策略討論，讓我忙得沒時間去照顧這個誣告。碰到院長時向他簡短的口頭報告了一下，他倒回頭反過來安慰我說：「小事一樁，不要理他」。

這一天一如往常般忙得暈頭轉向，與平時不一樣的是，不是爲了精神科業務或病人的情況，而是院方動不動就召集各科主任到十樓開會或到院長室商量一些因應對策，但總是無疾而終。

二十三日院長告知主管發生院內感染，封院、暫停業務與否成爲主要的議題，我和幾位科主任是主張停止全院業務的一派。會中我向院長提議：「和平」自動關院三天，並進行消毒，同時也將病人與醫護同仁分級，讓低感染的同仁先回家，請他們居家隔離十四天，高感染的人則送往其它醫院隔離，但是大部分同仁不表贊同，經表決後仍依舊做成急診室關閉、門診僅看預約掛號者，照常運作的決定。

時間就在一次又一次的策略、檢討會議中溜過，但一切可能性似乎凝結在空中，決定卻又似乎飄忽不定，沒有人有權可以拍板定案，也沒有人敢下決定；同仁走動時

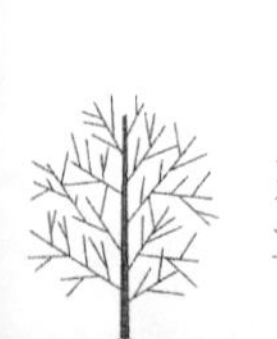

也可感受到他們的緊繃及無助。在近午時的一次會議中，正討論著如何將病人與員工依照感染可能性分級區隔時，我腦海裡突然浮現過去十四天科內同仁在院內的可能接觸情況，不知同仁是否有到其他樓層串門子？由於精神科門診及職能工作坊地點雖在A棟（臨中華路的醫療大樓），但日間病房及辦公室均位於B棟（SARS病患住院的急診大樓）的四樓，與出事的六、七、八樓地點十分接近，醫師們平時也會因科際照會關係而互有往來，心中的擔心油然而生，不知無形之中，科室內是否也有病毒侵入的可能性？如果眞是如此，那如何讓同仁能有安全的隔離環境就很重要；但回頭又想，科內同仁平日工作忙碌也很不愛走動，光是工作就已經要忙到下班，因此很難會因串門子而感染，讓人擔心的反而是在用電梯時，可能會遭受到感染。

中途離席的我，趕忙跑到精神科用電腦畫了一張表格，好逐一查閱同仁近日來與B棟六、七、八樓接觸的狀況。眞是不幸中的大幸，最近由於我們業務十分繁忙，以致和樓上的醫護人員沒有任何的往來，頓時覺得心裡的大石頭終於可以放下，同時也立刻將這個發現告訴忐忑不安的同仁，直到夜深之際，才揣著五味雜陳的心情匆匆地返家。

四月二十四日（第一天）：宣布封院了！

四月二十四日的這一天並不好過。

「來不及了，行政院已宣布封院了！」

此時，已是防治網破了之後的第二天，也是四月二十四日，院內主管已經不知開了第幾次的會。院長的手機突然在會議的緊張氣氛中響起，一時間，現場的氣氛似乎凝結了，就連一點點呼吸聲也聽不見，彷彿所有的人在突然之間都忘了呼吸，錯愕、焦慮的目光在同仁間交換，大家均全神貫注地等待著電話那頭傳來的消息。掛上電話，院長帶著滿臉的慌張失措、焦慮及不知是刻意、還是不自覺地高八度聲音，向坐在十樓大禮堂討論因應措施的各科主任醫師們做出封院的宣布。

「封院！？」腦袋一時轉不過來的我，竟不斷地喃喃自語「怎麼會呢？」不知過了多久，才發現我的同事們早已七嘴八舌地議論紛紛，錯愕已經取代原本的緊張氣氛；憤怒指責聲在感染科醫師都說不出個所以然中，此起彼落；平常十分聒噪的我，此時卻出奇地沈默，盤繞在我心中的只有一件事：如何保留一些較沒有感染的地方給科內

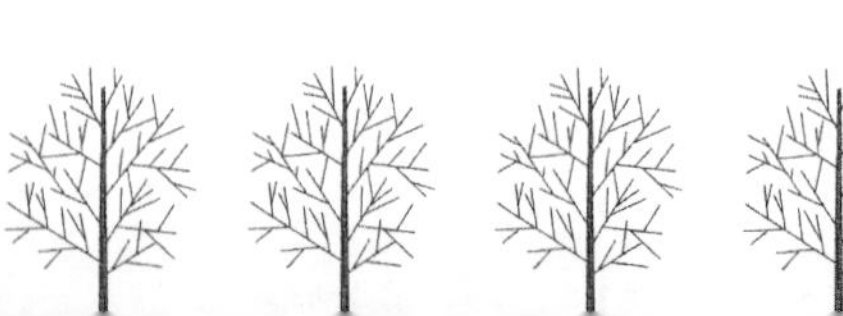

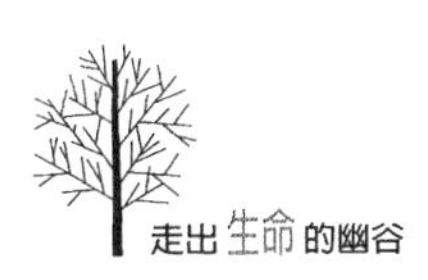

同事在隔離期間歇息？怎樣安排封院之後的工作？此時，大禮堂會場剛整修完的舒適粉紅座椅及地毯，在同事慌亂的表情交錯情況呼應下，竟顯得如此不對稱，對我激不起一點溫暖的感覺，整個人的情緒與身心感受好似在這時停格了，這暖暖的四月天，好冷！

儘管最後是怎麼走出會場的我渾然不知，但心裡很清楚，我還沒亂了方寸，只是覺得有太多的事要做，沒空去理會周遭的情緒。就在忙得團團轉之餘，走到一樓大廳，看到在中華路及廣州街周邊的警察正拿著一卷卷黃色的警戒布條，團團圍住和平醫院，不時閃爍的媒體鎂光燈，在這一刻是那麼肅殺，那一幕活似電影「危機總動員」中那個被層層鐵絲網圍住的城鎮。經過A、B棟一樓連通走道才赫然發現，無端也被留在院內的民眾早已是抗議聲連連（後來聽說有的人只是進來吹個冷氣、上個廁所就被留了下來），爲了安撫他們，我請問他們吃飯了沒？要不要喝水？他們都拒絕，但當我們主動給他們礦泉水時，一下子就喝了大半瓶。抗議的民眾一直被媒體的鎂光燈追逐著，雖然媒體在封鎖線外，但夜色下他們仍打上強烈的鎂光燈不停地在院區各處搜巡，之後才聽說這些民眾在七個條件下被獲准離開醫院。這一整天的紛紛擾擾，搞得原本就充斥著不安情緒的醫護人員們，各個是驚慌失措，院長如此，醫師也一樣，護

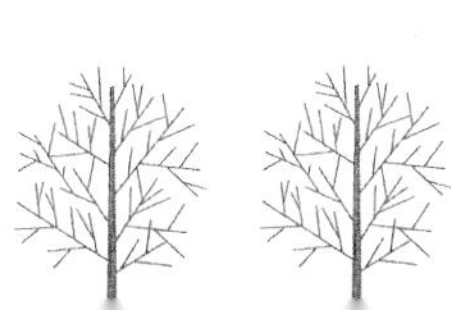
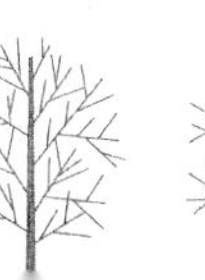
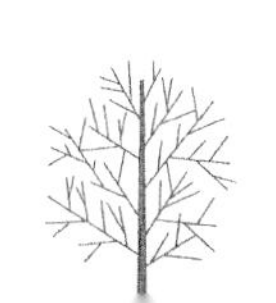
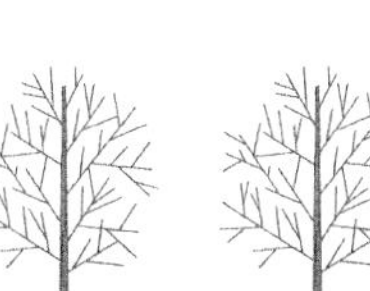
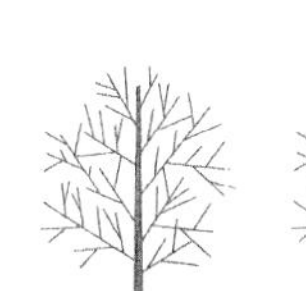
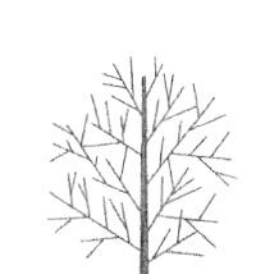
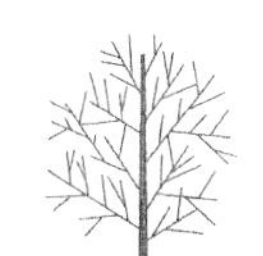
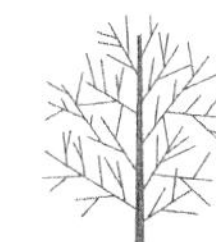
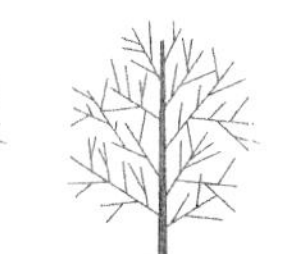

理及其他工作同仁們則更是嚴重。

和平封院的第一天，怎一個「亂」字了得！

雖然院內是如此地「亂」，但我已沒有多餘的心思去理會了。我想我唯一能做的，只有將精神科的同仁們照顧好，然後也要好好幫幫同事們的忙。

回到精神科門診時，得知許護理師與邱護理師仍在B棟四樓的精神科辦公室，她們在忙著聯絡病友與準備藥物，由於與出事的地點（B_8病房及B_6病房）相當接近，讓我十分不放心，硬是將他們叫回A棟精神科門診診療室；人事室要求我打電話要本來已經回家的同仁，如行政人員張小姐、朱小姐、楊醫師與郭醫師、林社工師、心理師與職能師等回醫院時，我的心裡摻雜著十分矛盾的心情，「要他們回來好嗎？」、「我能負擔這麼多人的安危嗎？」、「在家隔離不行嗎？一定要回院內來嗎？」「我有權利要求他們嗎？」，但是，院內既然已做出這樣的決定，我也不再過問了。同事們陸陸續續打電話來詢問，我真的不知該如何回答，只是所有同仁都要回來了，我得爲他們找一個睡覺的地方。於是向婦產科姜主任（他負責院內雜務）要到了兩間乾淨病房，一間在A棟六樓、一間在A棟八樓。

「難爲姜主任了！」我心裡如是想著。

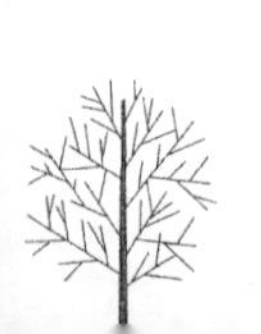

由於院內人手原本不足，再加上封院之後，部分科主任只管著門前雪，使得院內一些該安置的事物都沒人管，看不下的科主任只好跳出來接手，姜主任就是其中的一個，在封院之後，他和秘書室程主任成了大總管，打理所有人的吃喝拉撒睡，與林林總總煩瑣的事。

封院的第一天忙到半夜十二點多，才告一段落，走進六樓產科病房（在此我與郭醫師、楊醫師共度了十一天）之後，我用力將自己從頭到腳清洗一遍，能丟的衣物就丟，衣服全部換新。看著這些換洗衣物，這些是白天得知封院之後，打電話請老公送來醫院的。

其實在和平醫院裡的醫護同仁、病友及其家屬們都和我一樣，是在完全沒有心理準備的情況下，突然被隔離在院內的，就連貼身衣物都無法事先備妥，更何況是情緒呢？換洗衣物在院外的親朋好友可以幫忙，但慌張的心情，是沒有人可以代替的，這也無怪乎被強迫留置於院內的所有人，情緒都是那麼浮動。在A8病房碰到我的一位門診病人，正在骨科住院也被隔離，眞難爲他和他母親，雖然焦慮萬分、有些煩躁生氣，抱怨封院後他睡不好，擔心自己會不會再也回不了家，生氣封院爲什麼這麼倉促？但卻願意坐下來與我談談，發洩後開始比較能接受這突兀的狀態。反而是我比較擔心他的睡眠及心理狀態，於是告訴他可以在什麼地方或用什麼方法找到我，看起來這樣的支持已經讓他緊繃的情緒稍稍獲得緩解，我這才回房休息，一轉眼又是深夜。

躺在床上才發現，我的四肢已累到抬不起來，但白天的情景竟在身體疲憊之際，通通湧上心頭，院長的慌張失措、感染科林主任的支支吾吾、部分主任的自私、大部分同仁的慌張、憤怒，但仍盡力做事，這一幕幕場景如排山倒海般侵襲著我，悸動的情緒讓我遲遲無法入眠。

但此時此刻我沒有失眠的權利，因爲明天之後還有一場場不知得維持多久的硬仗要打，我不能就這樣倒下去。於是拖著疲憊不堪的身心下了床，吃了一顆抗焦慮藥與半顆的安眠劑，硬是要求自己放鬆下來，讓腦袋可以停止運轉，進入夢鄉。

四月二十五日（第二天）：安心服務站希望大家可以安心

院內是一團亂，院外是無止境的媒體殺戮戰；院內同仁一個個在防疫法威脅下，心不甘、情不願地回到醫院，院外閃光燈、攝影記者似嗜血的禿鷹虎視眈眈地找尋食

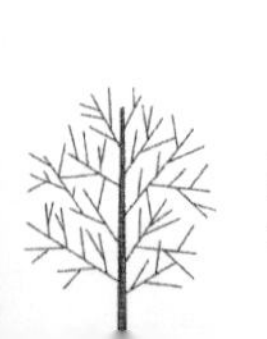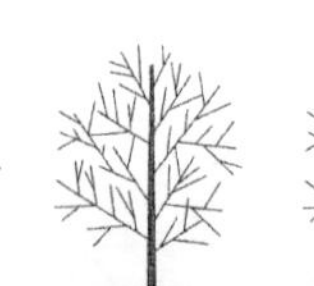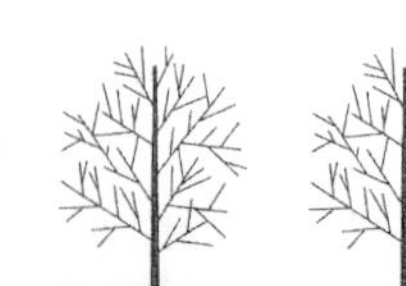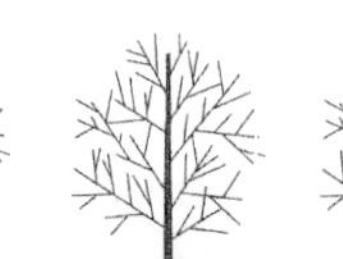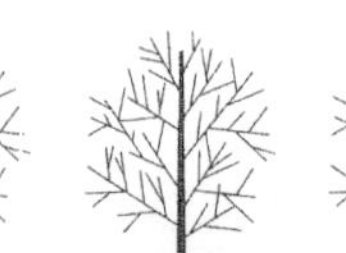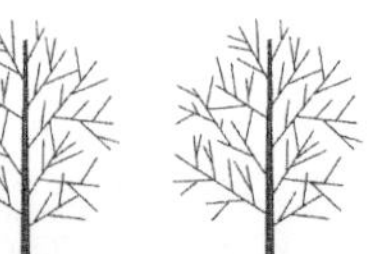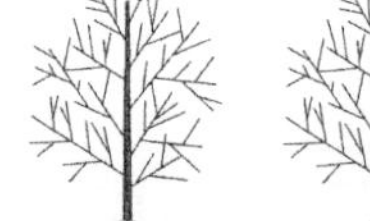

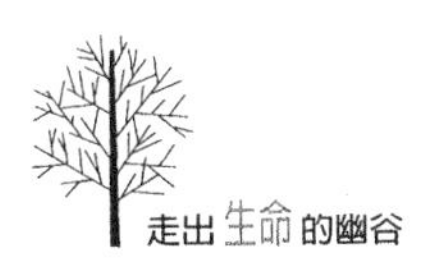

物，而我們彷彿是一群慌亂的兔子跳進跳出，只能壓抑住自己的擔心害怕，沒敢表露出來。鎂光燈的閃爍彷彿一把把利刃，挺可怕的！

這是封院的第二天，院內院外的場景，一幕幕上演的戲碼，看得令人膽戰心驚不已，同時也不禁擔心這齣戲要演多久？如同驚弓之鳥的我們，還可以忍受多久？

「戲再爛，也得撐下去吧！」我堅定地告訴自己。雖然面對這一切是多麼沒有把握，事發突然，情勢急轉直下，猶如一場夢（也希望它真的是一場夢而已），夢醒之後，一切回復正常，我仍然忙於看門診、照顧病友，忙完之後，我也可以回家。

「回家」在過去是多麼理所當然的事，縱然出差在外，心裡都明白何時是歸期，如今隔離在醫院裡，面對的是全新的病毒，迄今醫療界仍不清楚它的感染途徑、感染源，更沒有明確的治療藥物、疫苗等，所有的一切均處於未知之中，這使得我們首批被隔離於醫院中的醫護人員、病患、家屬們，都不知道下一步會怎麼樣？如同居家隔離一樣，十四天後便可以重獲自由了嗎？外界的產官學者們，他們又是如何看待這件事的呢？計算隔離的時間與我想的一樣嗎？

太多、太多、太多的不知道、不確定，攪得我的心情好煩、好亂啊！整個人都焦躁不堪，我得找點事來做做。對了，昨晚臨睡前的想法，應該動手執行了。一旦有了

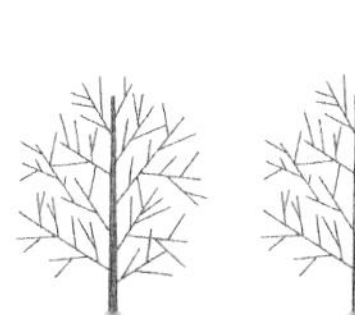
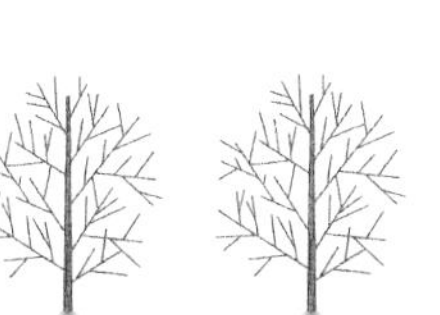
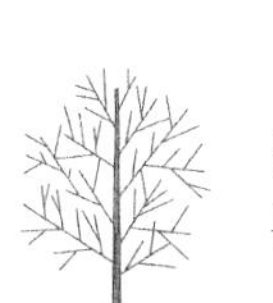
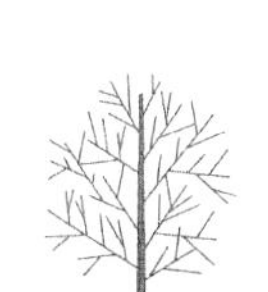
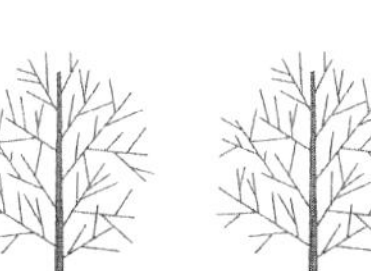
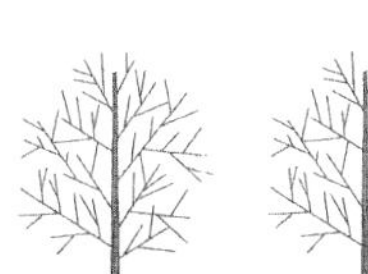
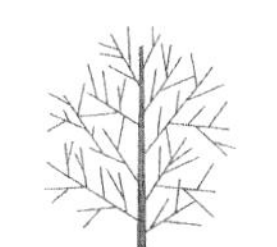
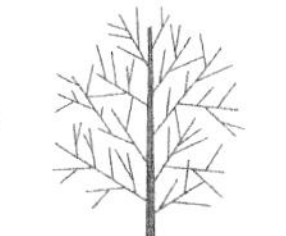
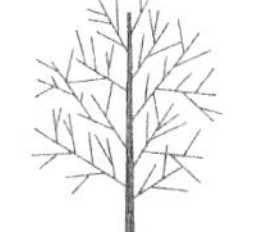
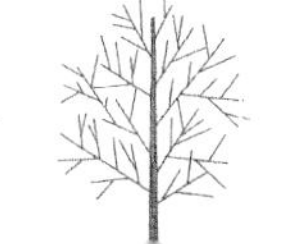

方向，心裡似乎也就踏實了許多，慌亂的時刻還眞的需要找到一個方向讓自己免於失序。

所以，一早碰到院長便告訴他，我們想成立「安心服務站」。院長一聽便即刻點頭，經他首肯後，我便開始準備整個作業程序的安排，藥劑科也全力配合。

安心服務站是我與另兩位醫師昨天晚上睡前想到的，過去沒做過，但曾在書上唸過。人在經歷突發事件所帶來的創傷時，心靈是極需要平撫與慰藉的，而我們精神科雖然不是SARS防治第一線醫護人員，但卻不表示我們就可以置之事外。我們應該可以爲大家營造一個可紓解壓力的地方，讓大家可以平心靜氣地面對現實，保持身心的健康穩定，保有免疫力，進而降低SARS侵襲的機會。我到藥劑科找郭主任談談藥物上之安排，結果碰到的先是藥師們也非常慌張、恐懼不安甚至於忿忿不平，對於這突然的處理方式不能接受，於是勸他們這是「防疫法」，恐不太有機會去改變，況且與其慌張不如反過頭來讓自己在隔離期間保持健康、穩定、盡量不害怕（如果會，就找人吐吐苦水），其實一邊安慰他們，我也是一邊在複誦給自己聽。

安心服務站成立之後，先請總機開始於院內廣播，告知所有的同仁。由於突發的變故，一開張就有許多陸續出現失眠與焦慮不安狀況的同仁前來，安眠藥與抗焦慮的

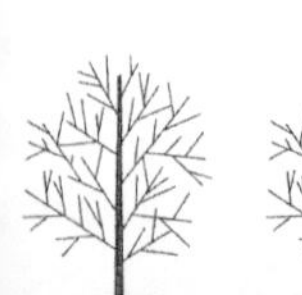
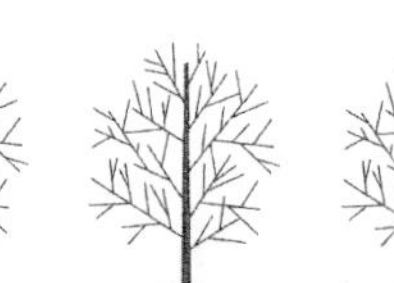
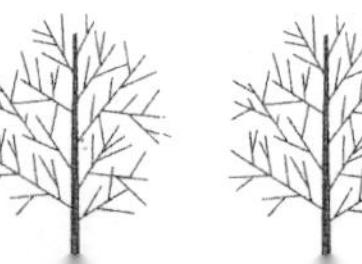

藥用量很大，部分同仁則因不能久待在安心服務站，帶著抱怨聲回到工作崗位，我也只能盡量地安慰他們的情緒。

而平時與我交情不錯的小兒科蔡醫師，在安心服務站成立之後，第一個來到服務站。她與大多數的醫護同仁一樣，處在一個焦慮不安的情緒之中，特別是原來個性便極爲敏感的她，加上家中有位幼兒，面對不確定的封院時限，再加上思念幼兒的心境，更感到十分的焦躁。可能是我與她原本關係就不錯，所以她說著說著，便哭了起來，我則盡力地安撫她的情緒，希望她能在安心服務站找到情緒出口，發洩情緒之後，可以比較好過，內心不再如是地起伏不定。

看著許多同仁內心受到如此的煎熬，讓我也開始覺得很難過，但安心服務站成立的目的，就是要盡可能的爲所有同仁提供一個心靈休憩的地方，因此我也盡力讓他們可以安心，然而大家就眞的可以安心了嗎？這個突變所帶來的驚恐，顯然仍激盪著情緒，很難在短期之內被平撫。

這一天，護理人員仍然抗議聲不斷，院方忙著安撫大家浮動的情緒。

在大禮堂裡，院長面對院內的醫護同仁，仍是不停地說著：「救人是醫護人員的天職！」等教誨與道德勸說，但得到的卻是反彈聲音此起彼落。

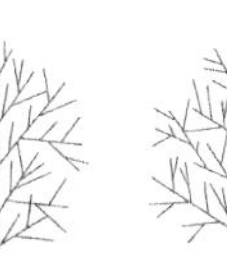
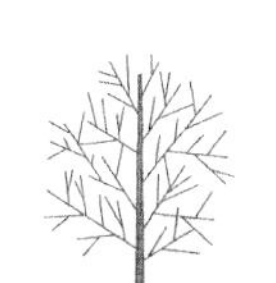
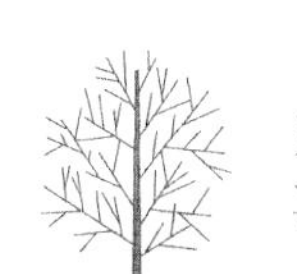
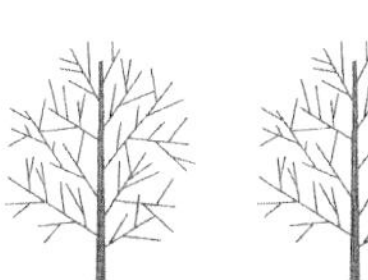
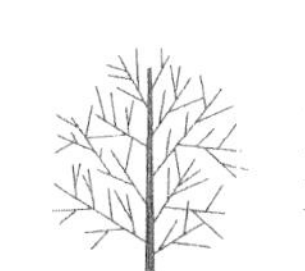
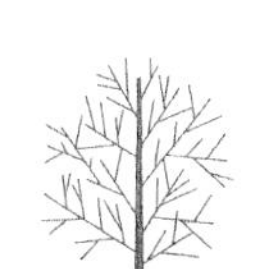
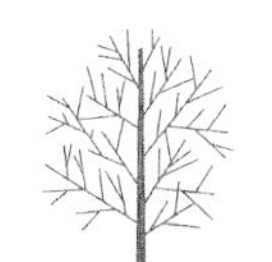
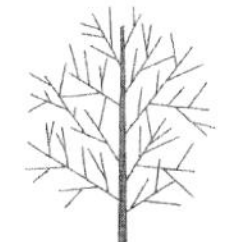
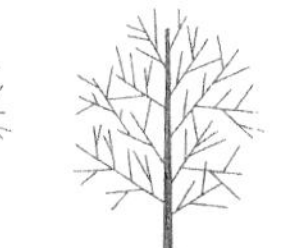
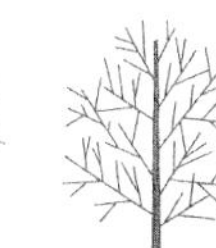

焦躁的情緒快速地渲染開來，於是開始有人喊著：「我們又沒有生病，爲什麼要把我們關在這裡？」，也有人說：「如果我們是被認爲有病的，爲什麼又要求我們這群有病的人，去照顧另外一群生病的人？」有人十分不滿地叫囂著。

「不然我死給你們看！」激動的緒情已使部分人失去了理智。

見態勢不對，我趕忙站起來告訴大家說「我們請署長、局長及市長進來與我們一起抗疫好不好？」這時同仁均拍手叫好，然後我告訴大家：「但在他們還沒進來，還沒給我們對策之前，我們一定要鎮靜、一定要保持健康，一定要按部就班的工作。」這時激動的同仁靜下來，取而代之的是問要怎麼做。看看他們有許多都很年輕，我低頭嘆了一口氣。

我知道，此時大家要的是支持與體諒；是同艘船上彼此生命與共的認同感，道德與教條對於面對生死的人而言，太沈重了！尤其是處在一個狀況完全不清楚的時候，「無知」所引發的恐懼是難以用道理平息的。

遺憾的是，當要做任務分組時感染科的醫師還是無法告訴我們該怎麼做？內科部主任看不下去了，於是跳出來說：「我來當治療組組長好了。」，看了這些團體動力，我深深感到直到今天才出事是我們的幸運，業績導向、病人及疾病分類屬性混雜，不出事才怪。

健保的制度是每天收一位住院病人，健保給付一百元（假設），醫院為了業績，給簽發住院的主治醫師二百元，換句話說，簽越多的病人住院，主治醫師就可以多拿一點錢，這與賣房子、車子的業務員抽取佣金沒啥不同。

所以如果看到婦產科內病房住著內科病人，慢性病房內出現感染科病人，是一點也不值得大驚小怪的，而這種現象在各醫院均可見。沒出事之前，科室主任抗議其它科病人跨科住院時，只會得到白眼，在院內只有能不斷簽發住院的科才是醫院的金雞母，那些住院病人有限的科，或是根本沒有病床的科，若非醫院評鑑的需要則根本不會存在。

也就是這樣的經營管理制度，才會導致原本應該只侷限於A科的病人，在病床不足下住到B科病房，最後竟有許多科在不知情的情況下，與非罹患感染疾病的病人住一起。病人本身不知情，醫護人員也是狀況外。當然，SARS因是新興的疾病，許多專家各說各話，再加上它的症狀模糊無特殊性，才更讓大家難以捉摸，於是各取所需，害怕者恆害怕、不擔心者照舊不擔心，所有的消息均是揣測之詞而已。

但對於暴露於風險之中，卻完全不知敵人何在的醫護同仁，乃至於病人、家屬

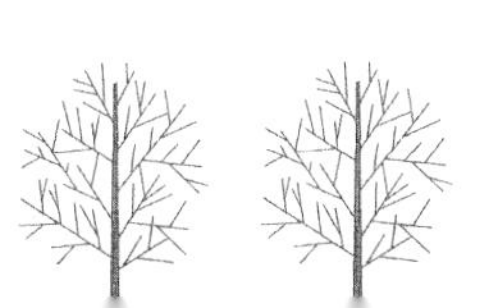
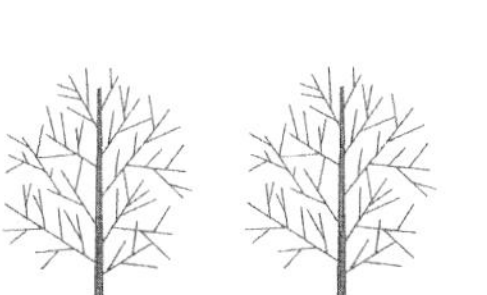
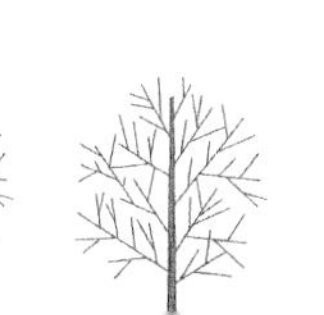
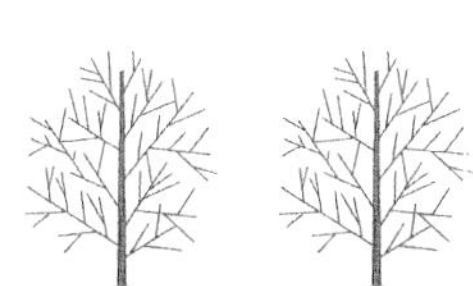
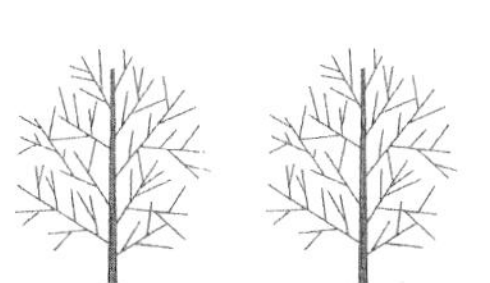
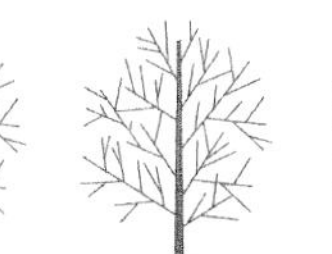
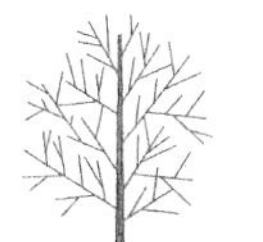
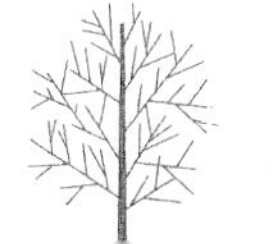

們，是何等的無辜啊！誰尊重他們的生命與權利了？又怎能怪這些醫護人員不善盡天職呢？醫護人員也是人，大家所會有的惶恐，他們當然也有，尤其是要他們面對一個未知的情況，再看到同仁們紛紛不支倒下的壓力，怎麼安心、釋懷，去執行那所謂的天職與使命呢？

「然而此時此刻說這些又有什麼用呢！」我氣憤之餘，面對早已遭到扭曲的醫療體制，不免也心灰意冷起來。

眼前，我還是再思索如何從最近的網路找到對抗SARS之防疫方法，教同仁怎麼做、怎麼保護自己，這可能才是最有正面意義與價值的方向。

不知怎麼了，記者不停打電話採訪我，一通又一通的電話訪問，講得我聲音都啞了，竟擔心起「這會不會是SARS前兆啊！」對於自己也有如此杯弓蛇影的莫名恐懼，不禁也愴愴然。

四月二十六日（第三天）：多事之秋的一天

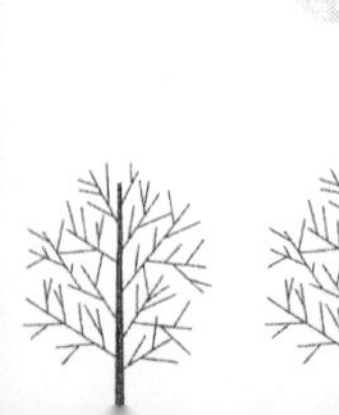
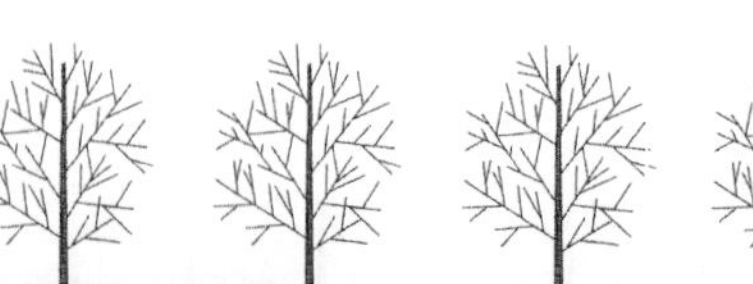
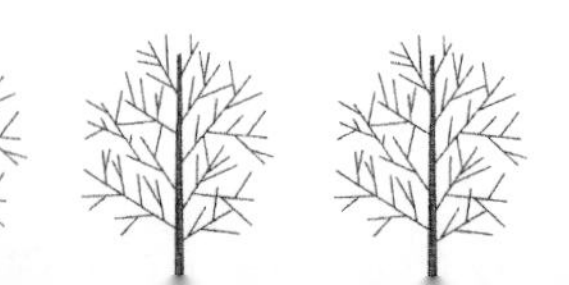
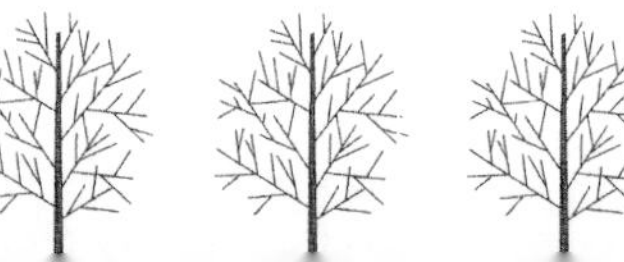

已經封院第三天了，院內還是在一片慌亂中。仁愛醫院璩副座自二十五日進來一起思考如何解決問題，他先從感染控制規劃方面做起，但其他的部分仍是無章法，只是物資一直送進來，我與婦產科姜主任努力將較積極努力的同仁集合起來做事，也開始在A、B棟（急診大樓與醫療大樓間）的連通走道處設置物流管制站，來做各單位聯絡物品及需求統計的管理。

「我們眞得自力救濟了！」與姜主任邊吆喝著同仁時，我心裡不禁得做如此打算。然而SARS病毒所帶來的恐懼，卻是無所不在！

陳治療師告知我們，她發燒了，我們趕快建議她多喝水，四小時後再量。她在門診經理室休息半小時後，還好，再量體溫時已沒有發燒現象了。就在放下心中大石頭之際，院裡又傳來小兒科蔡醫師發燒，轉至他院治療的消息。

「天啊！」我昨天不是才和她在一起，談了一個多小時的話嗎？那時她發燒了沒有？當時我有沒有問她的體溫？整個過程我距離她近不近？我們雖然都帶著N95口罩，但當中她有沒有拿下來過？談話當中，我好像拍過她的肩膀，以安撫她的情緒，而她有沒有來握我的手？

聽到消息之後，我內心深處隨即湧上一個接著一個的問號，不斷地試圖回憶昨天

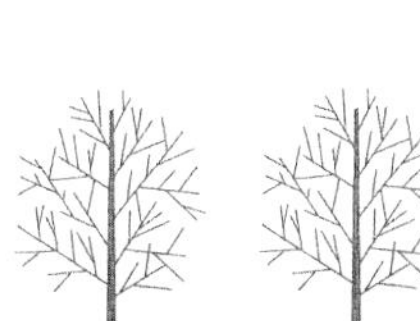
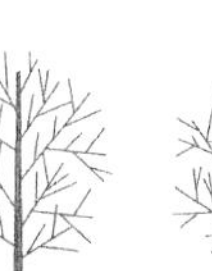
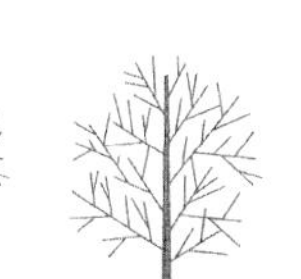
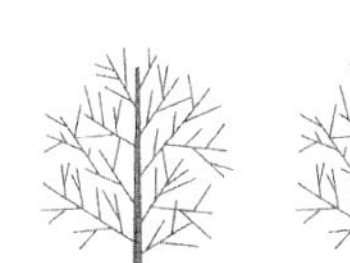
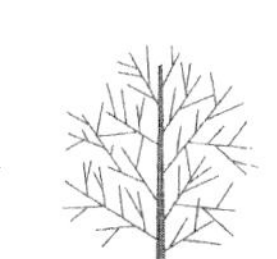
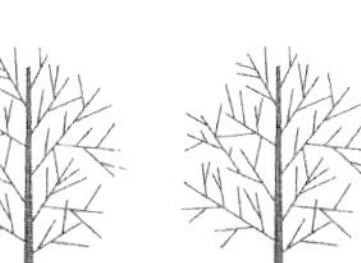
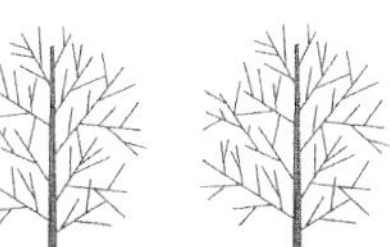
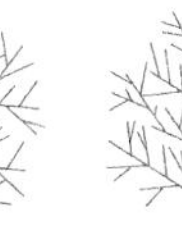
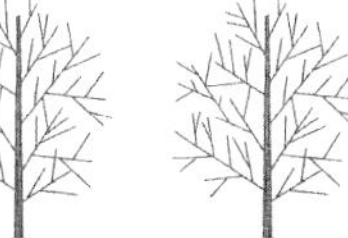
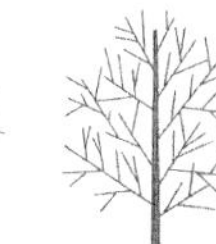

的情況，畫面一幕幕地浮上心頭，但是我卻已經分不清楚哪一個是眞的，哪一個不是眞的，越想努力想起每一個細節，就越想不起來，莫名的恐懼感一再地升高，盤踞心頭，直到我的毛髮彷彿都豎了起來。

「我會不會也發燒了？」我趕忙著量體溫、喝水，並且不斷地洗手，就好像強迫症患者般，一再重覆著量體溫、喝水、洗手的行爲。緊張的情緒，讓我的手心都開始冒汗了。

「怎麼辦？」如果我也感染了SARS，還看得到我的家人嗎？我會被送往哪裡去？我會不會死？我會不會把病傳染給別人？林林總總的思緒盤據在心頭，令人不免對於SARS病毒更多幾分的畏途，病毒本身不僅危及生命，還造成人在情感上的「分裂情緒」。對於親近的人總想多看幾眼、多講幾句話、多付出關心，但在SARS陰霾下，卻深深害怕這樣親近的距離可能危及自己、他人的安危，多麼矛盾的情緒啊，讓人感到極度的不舒服。然而人與人之間的互動、親密就這樣被瓦解，未來能不能彌補？誰也不知道，就算可以，恐怕也得花不少功夫吧！

就這樣折騰了大半天，總算體溫一直都維持在正常的範圍，可以稍稍喘口氣，並且再打起精神來做事了。

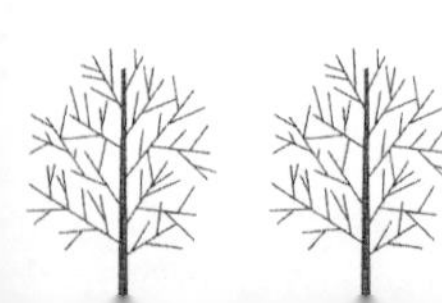

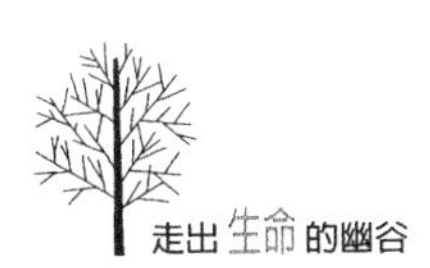

爲了讓空氣能有良好的流動，院方要求位於A棟一樓正對走道的咖啡屋（原精神科職能工作坊－金色光線咖啡屋），須打開門通風。而這兩天棲身在咖啡屋的幾位同仁，也許是擔心隱密性受到影響，當晚在未告知科內同仁的情形下就搬離咖啡屋，爾後便不再聯絡。院方對體溫之追蹤每天均需落實追問，科內有同仁需負責追蹤登記，但有人卻因此而被惹得煩躁、生氣，爲了不再讓他們情緒不好，這工作改由郭醫師聯絡。另一方面，醫院終於也在封院第三天開始有比較嚴格地分區隔離了，各樓層設置樓長由他負責溫度之管控，院方要大家盡量待在原樓層，除非工作需要，便當、物品等均是由物流組負責推送至各樓層電梯口。不過，院長還是常常要大家到十樓開會，尤其是B棟護理主任、內科黃主任或感染科林主任每次都必須出席。

這一天仍是個多事之秋的日子。

B棟六樓SARS隔離病房傳來病人上吊自殺的惡耗，楊、張兩位護理人員當場撞見後，第一個看到病人自殺的張小姐，受不了突來的狀況，直接便將隔離衣脫掉，並且放聲大哭，爾後產生呆滯、不語、僵直等急性壓力反應。我接獲通知後，趕忙由A棟過來，在流通走道間穿戴好隔離衣後進入B棟六樓，安撫兩位護理同仁的情緒，這也才眞正親身感受到在B棟工作人員的辛苦。

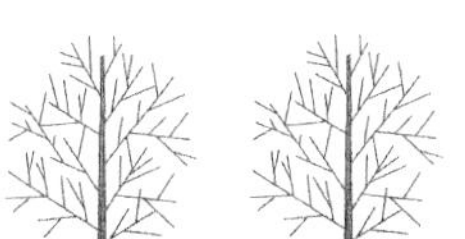
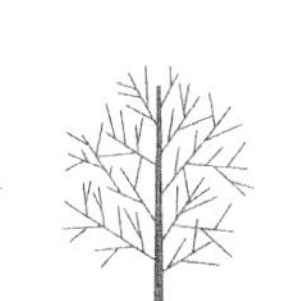
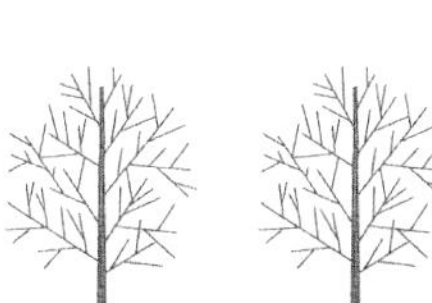
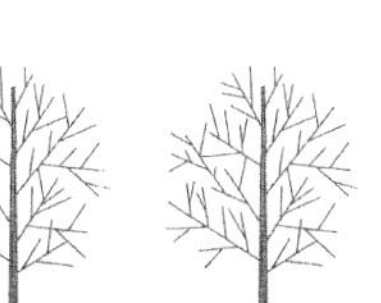
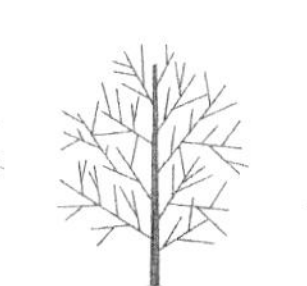
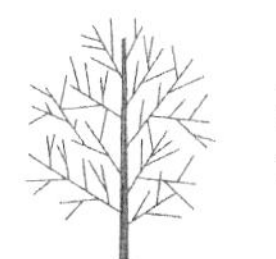
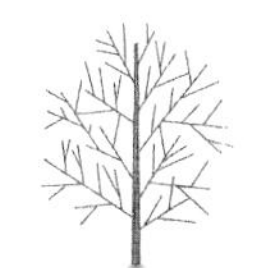

這麼熱的天，穿著隔離衣處於沒有空調的隔離病房裡，完全靠著電風扇吹風，這怎麼受得了？我才穿上隔離衣一下下，唯一的感覺就只有熱！熱！熱！那些醫護人員要怎麼撐八個小時啊？此時此刻，我眞正體會到他們的辛苦，再加上分分秒秒與死神拉扯的沈重壓力，SARS對他們身心上所造成的衝擊，是絕非外人可以想像的，而外界卻只知道打高空，看到許許多多抗SARS專家說得一口好方法，對於眞正在第一線上拼命的醫護人員，卻是責怪的聲浪高於鼓勵的聲音，不禁使人感到遺憾。

經過安撫後，張小姐要求要禮佛，我與楊小姐及陳督導陪她到九樓佛堂膜拜，並幫她許願祈求，情緒較爲穩定後，她說：「我好累、好累哦！」於是我們從九樓一路陪她走到急診室的會談室，讓張小姐在藥物的協助下休息，並與院方協調她回替代役中心休息的可能；楊小姐說她沒事，因爲第一個撞見的不是她，然而看到張小姐如是情緒失控，使她十分難過，而我科內的楊醫師則忙著協助處理如何告知家屬死訊。

一波才平，一波又起。才忙完張小姐她們的事，半夜十二時B_6又再來電說「一位工友也揚言自殺。」建議她們使用注射用安眠鎮定劑Dormicum，先將人安撫下來。之後我們決定給病房一些治療的指引，並傳眞給病房醫師，讓他們可以先給藥，畢竟這個疾病已讓罹病的人，除了須面對疾病外還須面對自己的恐懼，及被隔離的孤獨無

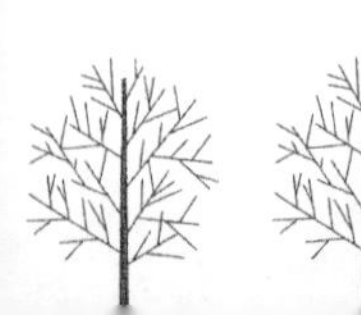
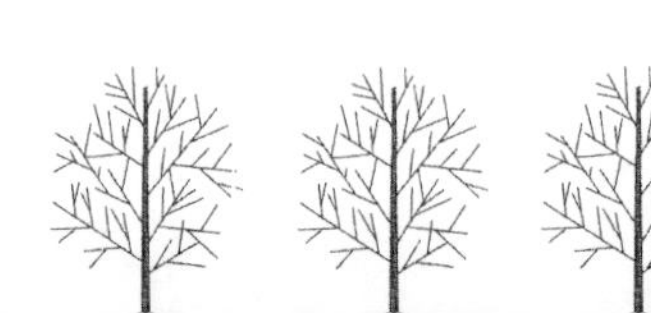
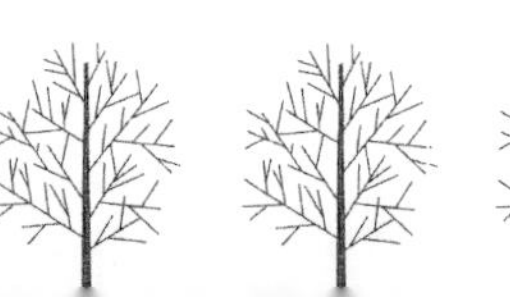

助，而醫護人員也常在救護中須先克服自己的害怕。

面對院內一波又一波的情緒問題，以及自己身置其中的恐懼，所幸外界朋友如富邦文教基金會前總幹事瑞紋與因抗SARS才認識的中國時報記者楊索都打電話來問候我，並轉達許多朋友的關懷，他們都很想出力氣幫「和平」，也正是這些情誼讓我有無比的勇氣與力量，可以堅持下去。

四月二十七日（第四天）：隔離越久，壓力越大

封院第四天，精神科同仁中吳、林及孫三位就業輔導員報到後直接至替代役中心隔離。

安心服務站則遷至A棟一樓咖啡屋，原本是精神科在訓練病友回歸社區及職場的職業訓練處所，現在變裝成安撫我們大家情緒之地，那裡陽光充足、整排的窗戶打開後，還能呼吸到外面溜進來的自由空氣。我選擇了一個靠窗的角落，讓自己在沒事時可以在那裡看點書報，但仍然看不下書（原來準備博士班考試的教科書，從封院前到

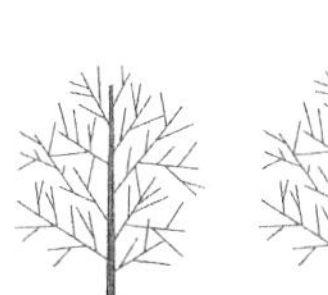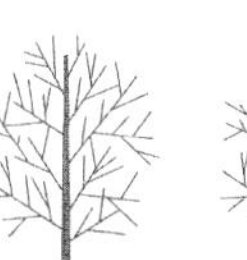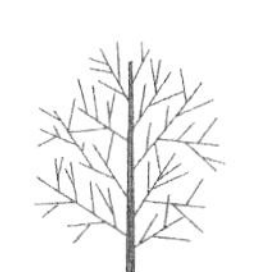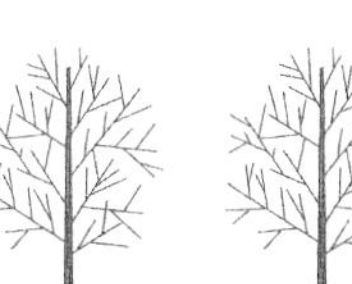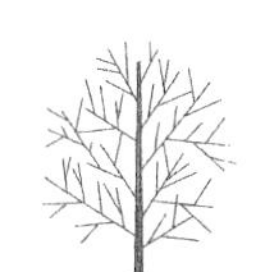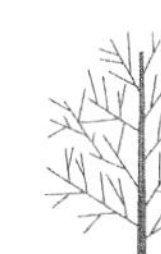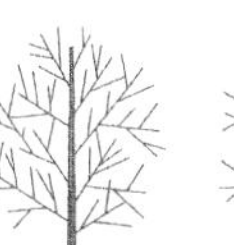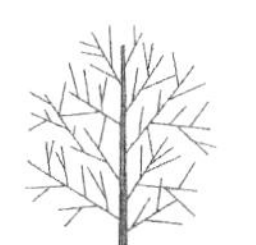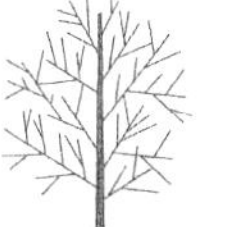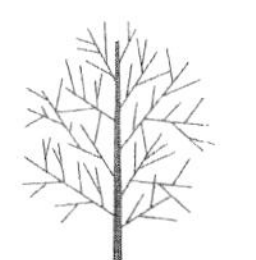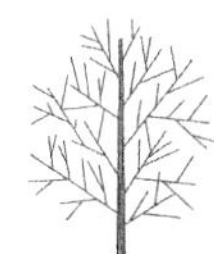

現在只翻了一頁），眞像當兵一樣，天天在數饅頭。我的好友錦鳳打電話來問要吃什麼？「鹹稀飯」我說。那天中午全科同仁終於擺脫了一次便當，大家邊吃邊喊著好幸福，原來幸福的感覺是不需金錢堆砌的！

看著院長室幾位同事不眠不休地應付院內、院外的事務，還要不停地接一些或謾罵或關心或詢問或指責的電話，我詢問同仁是否願意安排輪班到院長室幫忙接電話，每次約兩到三個小時，心想讓同仁忙進忙出比較不會因沒事做而再度攪亂心情。我則仍在連通走道附近，打雜、協助分配物資、接接電話，給同仁有機會訴訴苦，並替她們加油打氣。忙一陣子，同仁坐下來休息時，最常問的就是「我們什麼時候才可以出去？」

其實我自己也很擔心結束隔離期的遙不可及，但仍壓抑自己不可表現出來。

自從封院以來，今天是我第一次想到打電話回家。電話裡，我問他們有沒有吃冬蟲夏草粉，先生回答我說「有時有，有時候沒有。」，我說「你們這個三男生怎麼這樣」，「妳現在比較閒哦！」，「你怎麼知道？」我問先生，「因爲妳已經會來管我們了啊！」。他的語氣裡透露出一些放心。

其實四月二十四日和平封院之後，我先生與兩個小孩也居家隔離了。原本想要聽

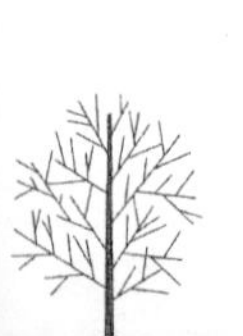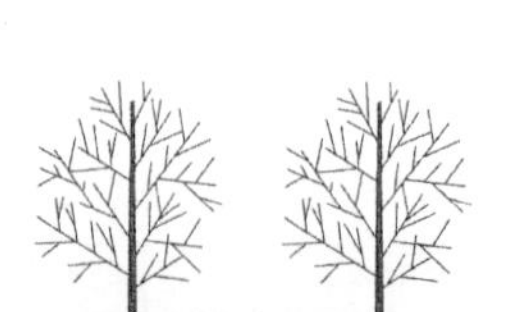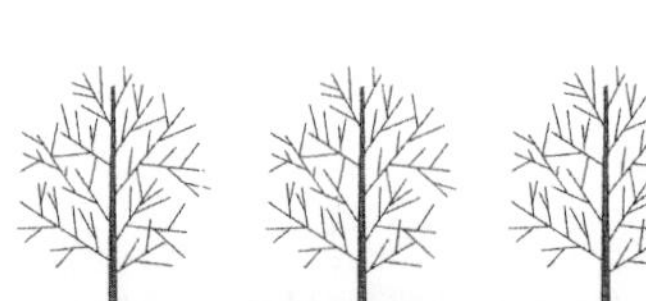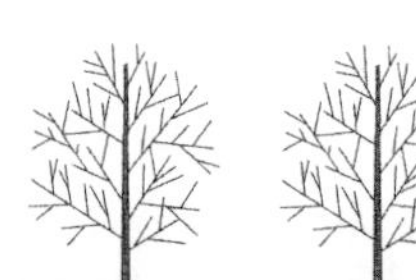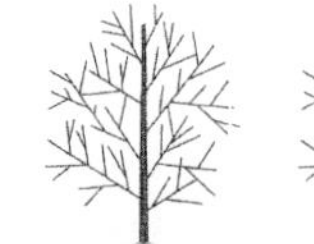

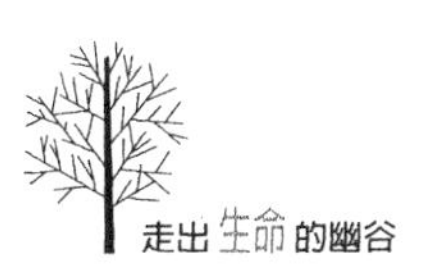

聽他們的聲音，一解思家之苦，沒想到聽到孩子受委屈的事，卻讓我悲從中來。過去因為有個有愛心的醫師母親，可以讓他們覺得榮耀，如今卻因此次事件而讓他們受委屈，兒子告訴我：「沒關係啦！不要理他就好。面對外人問起，說妳是家庭主婦可能比較好吧！」我哭了幾次，同仁小瑜、阿寧、MS許都來安慰我。心痛之餘我寫了一封給鄰居的信，正好聯合晚報的淑惠來電採訪。以下是採訪的內容：

隔離越久，壓力越大，希望外界知道，我們一定會盡全力而為，也請馬市長不要再罵我們了。這兩天有民眾打電話進來罵說：「和平」的人都是害群之馬，要我們乾脆死掉算了，有的醫護人員聽了邊掉眼淚、邊照顧病人。

身為「和平」的精神科主任，責任是要照顧全院千餘人的心理健康，不過我昨天接到兒子的電話後很難過。兒子說：他出去倒垃圾被鄰居瞪白眼，垃圾只好堆在家裡發臭。我寫了一封e-mail給鄰居說：我和我的家人都沒有接觸SARS個案，尤其是我的家人更是無辜受影響。

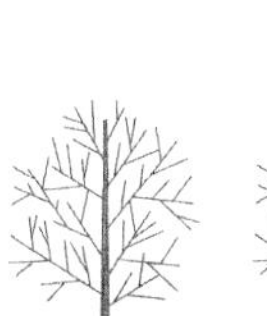
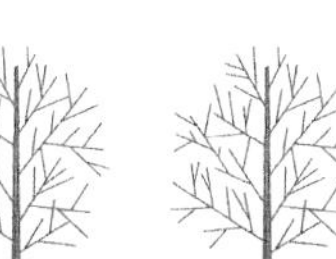
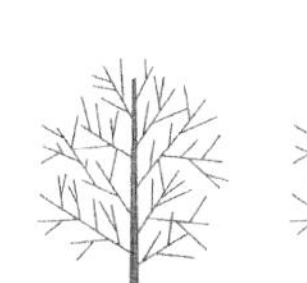
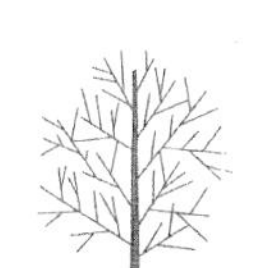
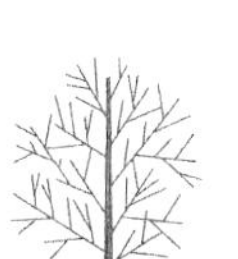
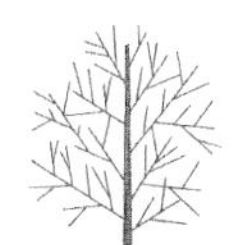
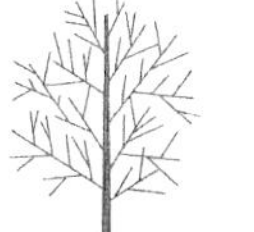
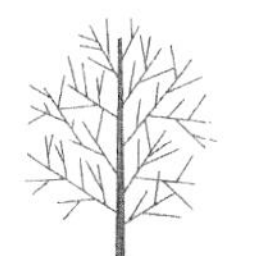

如今只好聯絡衛生所去做居家消毒，期待疫情早日控制，能早日與家人團聚。十四天的觀察期雖然不是很長，我的兒子們都大了也還好，但有些同事的孩子還是娃娃，怎麼辦？連家人都被隔離，沒人送換洗衣物，最後只好麻煩不怕死的朋友來幫忙。

最讓人生氣的是，有家電視台不曉得訪問了誰，竟誣指我要求同仁不可戴口罩，還冒用我的名字變聲「獨家專訪」。我早在三月三十日便到庫房領取口罩要求所屬同仁都戴上口罩，這真是氣得我非保留法律追訴權不可，請媒體不要再中傷「和平」人了。

在二十四日決定封院前，醫院裡也有不少人主張應關閉醫院，但主張對外服務的一派佔了上風。那天中午，正當主管們還在開會討論如何分級隔離病人與醫療人員時，院長（吳康文）突然進來說，一切都來不及了，醫院已經封閉了。

封院之初，大家很恐慌且憤怒，我只好強自鎮定，拼命去安慰大家，一定要用健康來換取高層決策的時間。補品一定要吃、三餐不可少，等出去後再減肥。可是大家都很沮喪且壓力很大，尤其是院長吳康文的擔子更重，

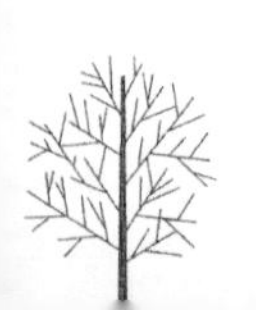
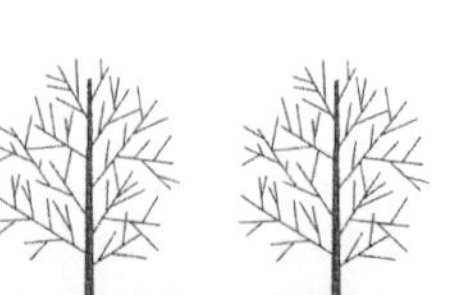
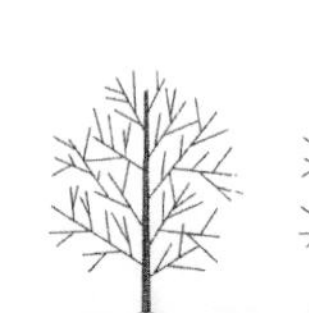
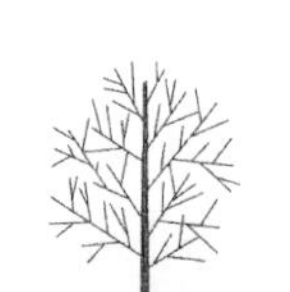
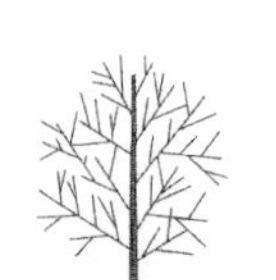
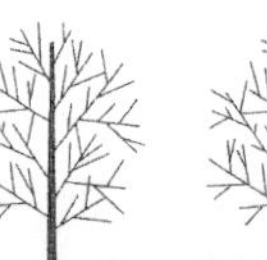
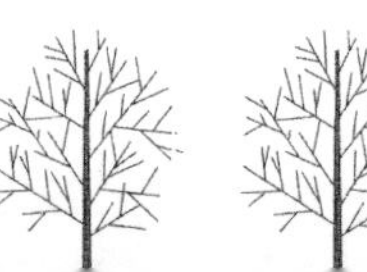

大家建議他吃藥，希望他能撐下去，我自己卻是吃了安眠藥仍睡不著。醫院裡的病床有限，到了晚上也管不了旁邊是男的、女的，有床睡就不錯了。

陸續看到學者專家進駐醫院伸出援手，尤其是友院醫療人員大無畏地前來幫忙，大家開始比較覺得不會有永無止境的十四天，未來或能預期。

請外界不要再苛責「和平」醫療人員，我們明白救人是天職，但我們也是人，被指責飛到加拿大的醫師更是在封院隔天就飛回來。這兩天有許多溫暖送來，像藥廠就說：要什麼藥儘管講，全部免費供應。

每個人得空就去量體溫，一超過三十八度就要去B棟急診接受隔離。醫院裡負壓病房不夠，B棟大樓除了五樓加護病房外，其他六、七、八樓都只好關掉空調開窗戶。

經過幾次會議，訂下一個大家認為還不錯的方案就是：我們把所有人員用不同的顏色依照受感染的危險程度分成A、B、C三級，低污染者為C級、接著為B級、最危險者為A級；目前最迫切的就是尋找一個地方，讓在低污染A棟大樓裡最沒有感染之虞的C級人員先遷出，當A棟醫療大樓人員清空後，花半天把A棟大樓完全消毒。然後，讓直接照顧病人的A級醫療同

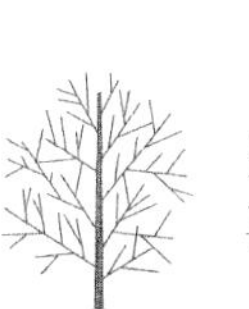
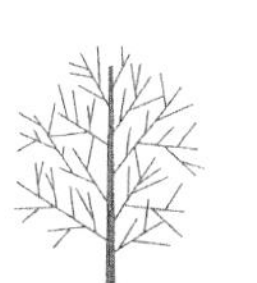
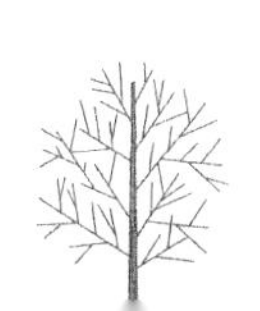
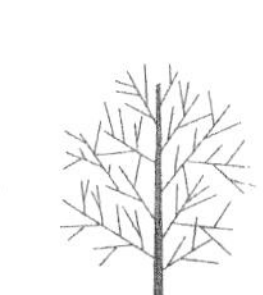
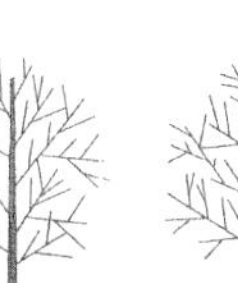
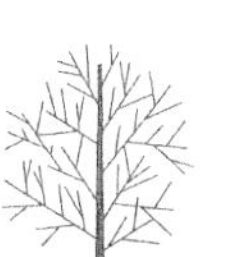
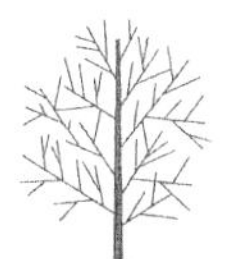
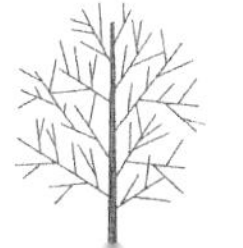
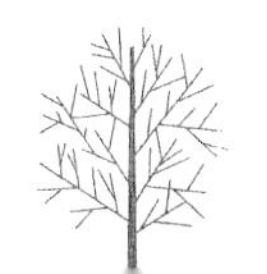
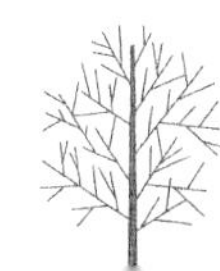

仁，可以住進A棟大樓，並且與B級人力替換休息。感染科的醫療人員都快病倒了，不是因為SARS，而是讓超時勞心的工作累倒的。緊接著我們依分類發給所有同仁不同顏色的名牌，但這個方案也並未完全執行，因上級長官又不時有他們的想法。

大家想來想去，有人開玩笑說：總統官邸是最合適的地方，距「和平」近、又闊，有樹、有隔離，最適合讓C級人員先撤離安置。

我們希望「和平」的十四天能換來全國的安全，「和平」的經驗將非常寶貴。如果我們還能活著走出來，一定會把對抗SARS的經驗傳承下去。

隔天，聯晚頭版登出我的專訪文章，加上李明亮前署長的一番話，整個外界的批評開始轉向爲支持「和平」，同仁們一早看到我就對我鼓掌，還是驗證心理治療的理論「鼓勵比懲罰來得有效」，看到少數醫師的貪生怕死，我只能說這才是人性，也不忍苛責。

政治大學心理系教授許文耀來電，告訴我中華心理衛生協會要成立行動聯盟，我

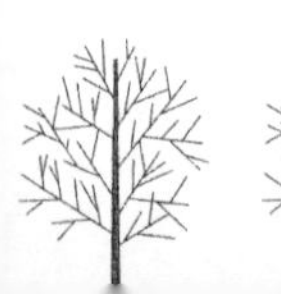
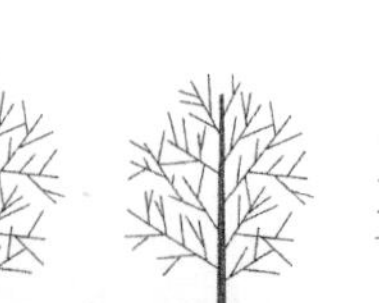
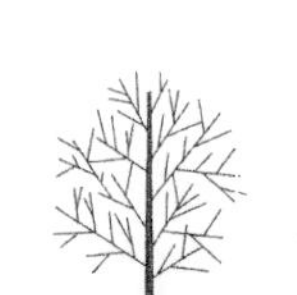
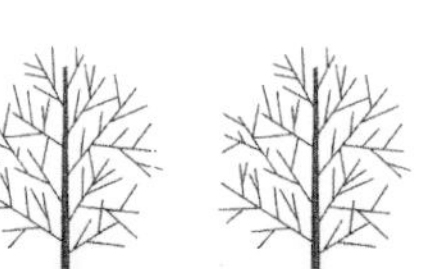
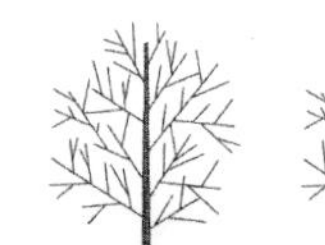
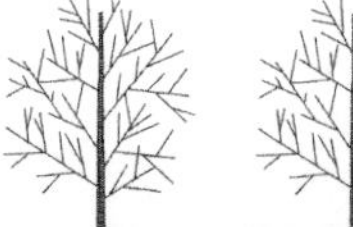
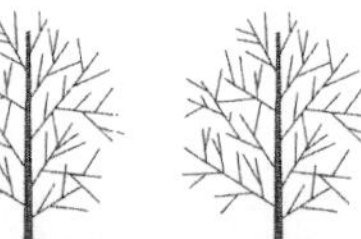

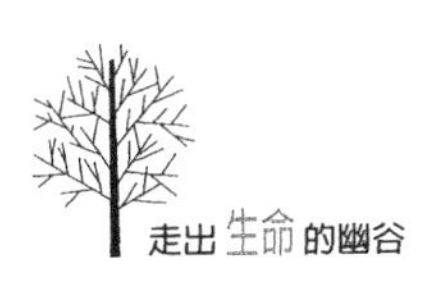

建議他找台大精神科主任李明濱醫師，因為此次的災難與921是截然不同的。

921是剎那間，將我們一生的積蓄，或是親朋好友給震毀了、震倒了、震沒有了，所有的不幸都發生於那一個片刻；SARS的病毒卻是不時地、逐漸侵襲著我們，無形之中造成人們染病，令生命瀕臨生死交關的掙扎，而且除了身體健康的衝擊外，精神狀態也受到相當大的衝擊，人們活在未知的恐懼之中，使得人與人之間逐漸築起一道看不見的牆，換句話說，因SARS被隔離的，不止是軀體的部分，還有人與人之間「心」的部分，讓人看盡人性善惡、自私與無懼的對比，這當中已非關專業與否的問題，上演的全是活生生眞實人性的一齣戲。

在一天即將結束之際，突然聽說護理科王督導也發燒了，今天才進駐「和平」的葉金川顧問於是宣布重算隔離日，這讓許多人又開始沮喪起來，只要一有人發燒，則隔離日子又重新起算，那什麼時候才是隔離結束的日子？日子將變成永遠的N+14天？

我因此e-mail給外界的朋友希望能協尋找到個別隔離安置之處，以免每個人均害怕自己是害群之馬，也惶惶終日擔心別人害了自己。當然也一並感謝這些朋友帶給大家的支持與溫暖，因為此時此刻，這些對我們很重要。

楊索來信說：

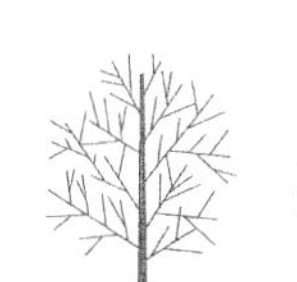
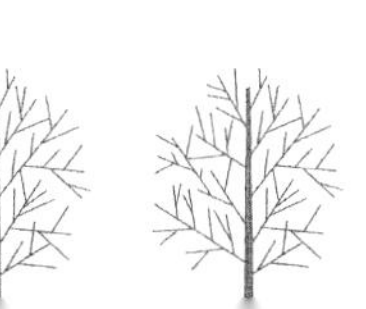
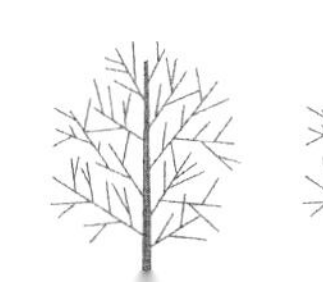
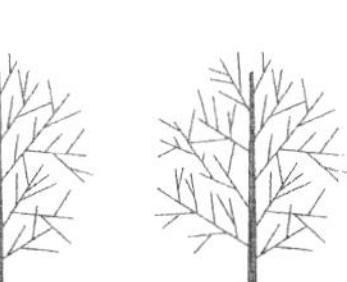
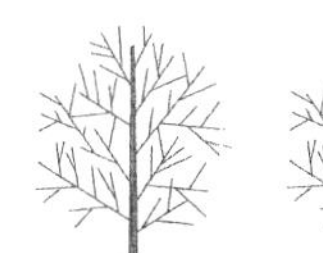
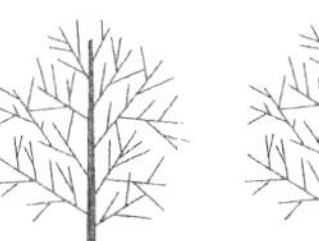
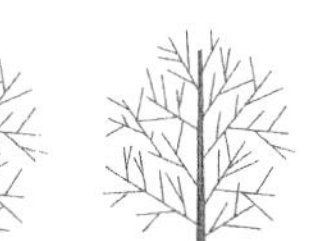
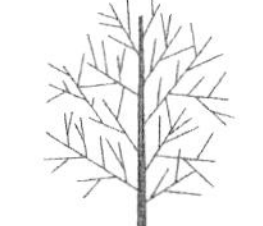
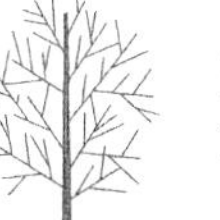
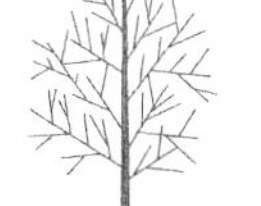
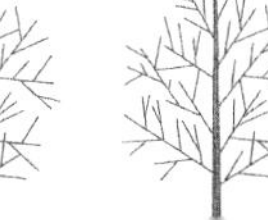
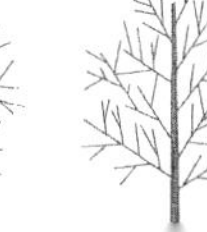

Dear慧玟：

我已和相關支援人士取得聯繫。其中包括張○老師、童○泉先生等。

有關你需要的物料，現在請瑞○發動準備。另外，醫院所須的人力，我們也正在調度。

我可以擔任你在院外的副手，有任何事及任何需要，請隨時提出。

我們這裡有一組非常有效率的人，正在啟動。

其中包括雷○，瑞○，藍○禎，以及我。

加油。

你的許多朋友問候你，包括宋○○教授，黃○○等。

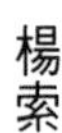

楊索

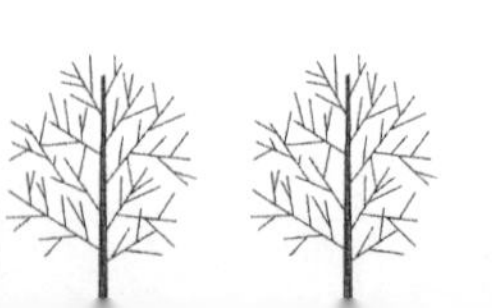 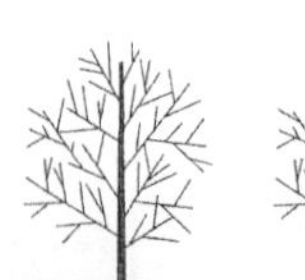 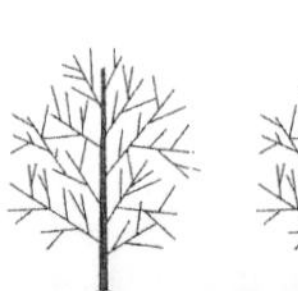 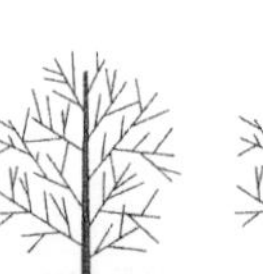 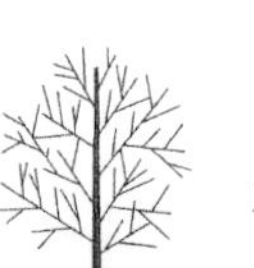 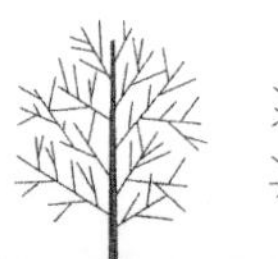 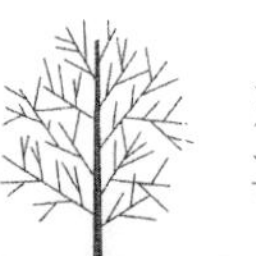 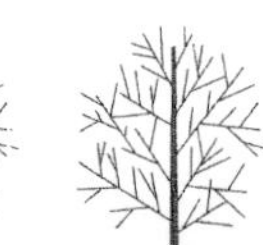

四月二十八日（第五天，重算第一天）：終於一切漸趨穩定了

清晨，院長室來電告知，B棟八樓有看護工在發飆，原因是原本昨日已準備好要轉院的她，卻因時間接近傍晚作業不及，再加上收案之醫院喊停而延誤下來，已經和院長抱怨了三十分鐘，護理站無法安撫她，希望我能幫忙。

透過電話與她會談，傾聽她敘說準備轉院時各種繁複的程序，又是洗澡、又是全副武裝、不准帶任何物品出去，她表示由於一心只想離開「和平」，所已被要求丟棄的身邊物品也不在意，但是看著時間分分秒秒過去卻毫無訊息才會發飆，又抱怨許多獎勵措施僅針對醫護同仁卻無視於看護工等問題。電話會談中，我表示同情她在轉院過程中的物質損失，及她對馬市長所提醫護加給，卻未對看護工加給的說法，表示有十足的生氣理由，於是給予建議，並表示會極力幫她爭取明日轉院之機會，也會針對加給部分提出給上層參考，她激動的情緒方才穩定下來。（隔天她與其所照顧的病人方先生均轉院成功。）

白天有位技術員出現急性恐慌發作（或許可說是急性精神發作），先是臥躺路中阻

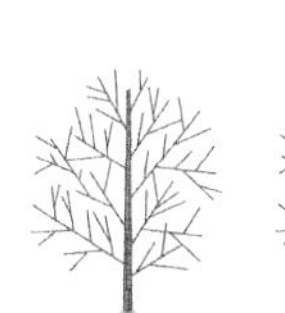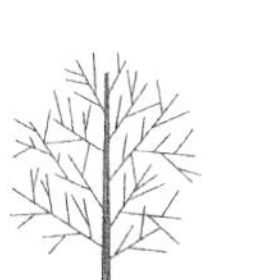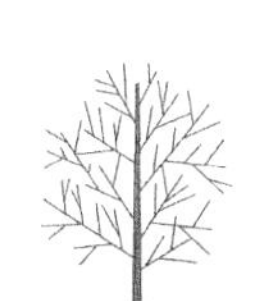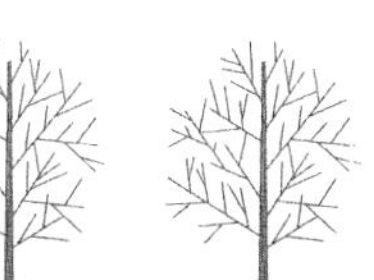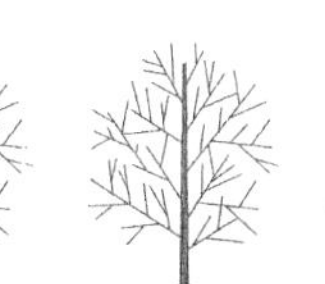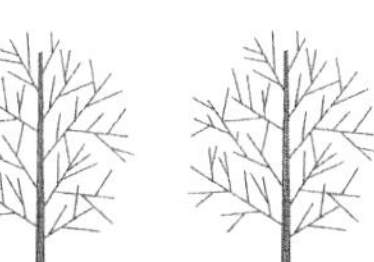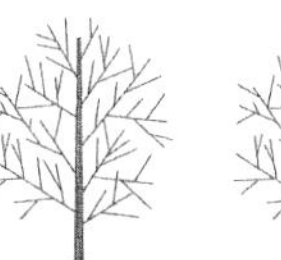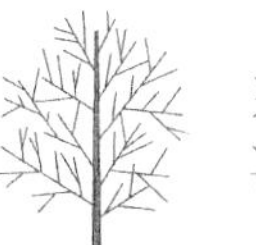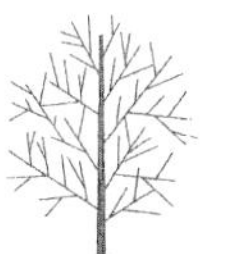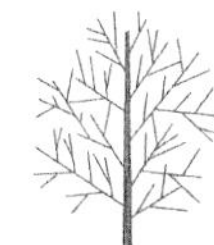

擋交通車不准車子載同仁到醫院上班，到醫院後又未穿隔離衣即跑到B棟激動地吼叫，我們將藥物交至急診室請她們的醫師協助注射Dormicum（一種助眠鎮靜劑）但她們未照做，於是在三十分鐘後他又開始不穩定的再跑回A棟，最後還是在楊醫師堅持打針後才穩定下來，面對這些慌亂失錯讓許多人捏了一把冷汗。

但似乎一切都漸趨穩定了。在衛生局許副座及台北市衛生局一科張科長及葉金川前局長進駐後，各組別的職責獲得確認，聯絡管道、樓層分區分層隔離，雖然人員仍偶而會走動交談，但已有秩序多了。

封院以來，院內作業遲遲無法上軌道，縱然當中有不少科主任提出建議，但在誰也不聽誰，加上大家的情緒都處於浮動的情況下，一直難以就緒。但我發現，葉金川顧問帶著堅強指導的架勢，主導院內作業的流程，他在每一作業流程確立之後，都透過廣播方式來布達，這使得大家情緒得以平靜下來，並按部就班地跟著走，漸漸的一切均逐漸地上了軌道，同仁們一切就緒的情況，也發揮了穩定情緒的作用。當然這一切是外界看不到的，而不管對於這位台北市衛生局前局長進駐「和平」持以什麼態度、看法或評價，他確實是「和平」封院以來，適時的援手。

A、B兩棟間的管制站設置後，還是有很多人不知該怎麼做、還是有人常用手摸

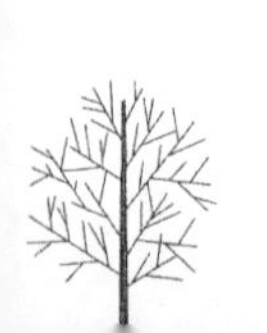
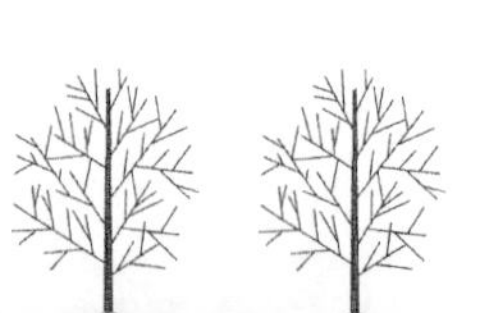
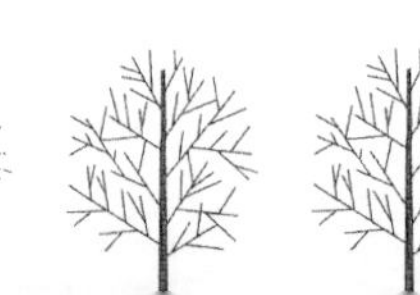
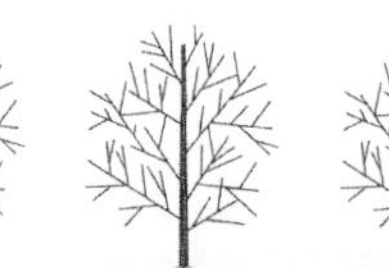
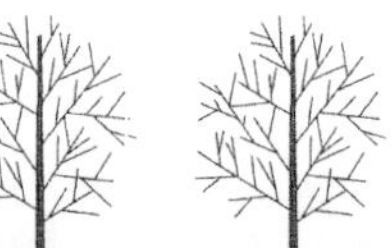

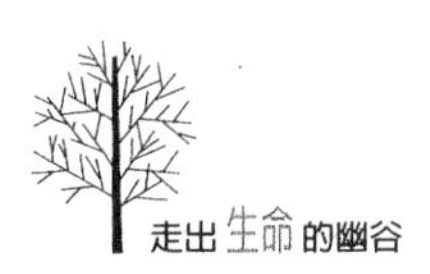

口罩。一看到這情形，我就趕快阻止，並立刻教導她們正確的使用方法。

院內兵慌馬亂的場景時有所見、所聞，而我能做的便是盡力處理，安撫大家的情緒。而我也十分慶幸自己在撫慰院內同仁、病患家屬的情緒之餘，能不斷接獲外界朋友不時捎來關心慰問的電話與e-mail。例如好友莉〇就寫mail告訴我：「慧玟，我看到關於你的報導，對於你目前的工作情況及身心壓力，有了比較具體的瞭解。你要照顧整個醫院醫護人員、病人、家屬的心理健康，這個責任眞的非常沈重艱鉅，卻又極爲重要；心理治療在『災難』事件過程所扮演的角色，彷彿透過你的工作在展現著。慧玟，一方面爲你加油打氣，一方面請你多多保重。（週六上午給你打電話，沒人接聽，我想你一定忙壞了。）有什事情需要協助的嗎？」

除了莉〇之外，遠在舊金山的Amy也捎來一盆花，但我沒看到（因爲鮮花均不能進到封鎖區，怕感染之虞）。友院蔡醫師也傳來一封信：

李慧玟主任、楊志賢醫師、郭雅君醫師，我希望你們都還好。今天看網路的新聞，知道你們身陷其中，又要安撫別人，我想台灣精神醫學界從來

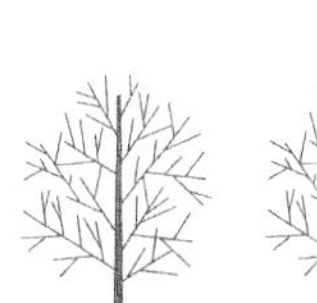
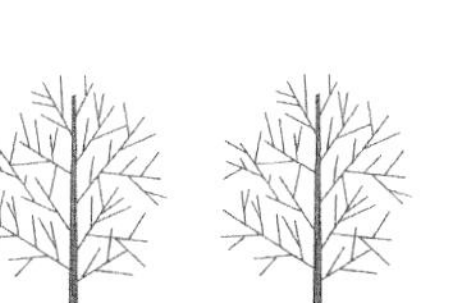
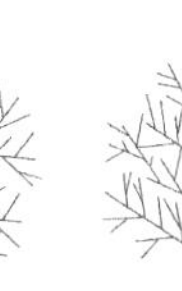
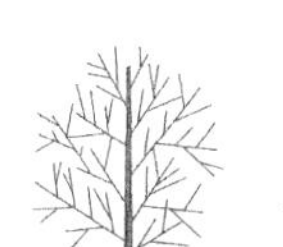
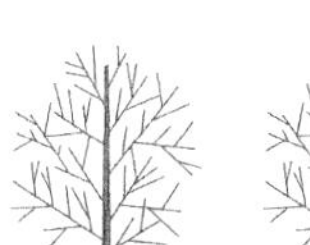
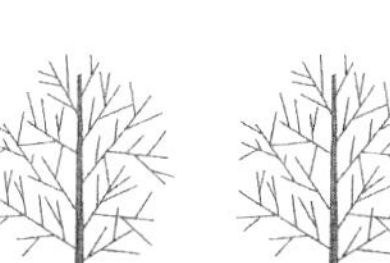
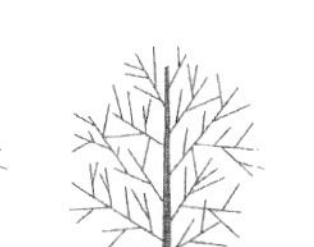
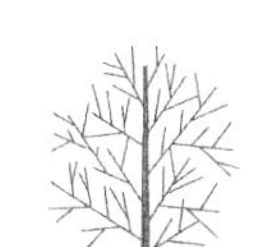
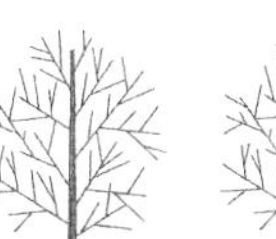
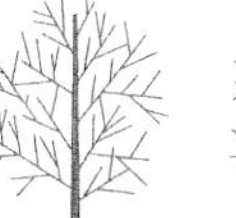
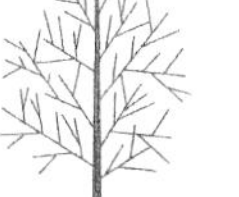
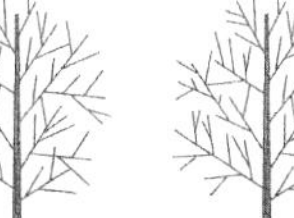
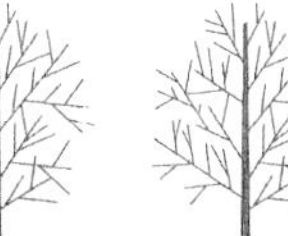

沒有人有過如此的經驗，相信你們一定可以平安度過。這一段自助、助人的奮鬥煎熬過程，將在台灣精神醫療史中成為最佳的英勇事蹟。

我不知可以給你們什麼幫忙，常覺得在緊要關頭，台灣需要我時，我應往前站上去，但和你們相比，實在很慚愧，自己似乎起不了什麼作用。我想你大概知道那位濫用海洛因的胡姓病患到市療，結果束醫師目前遭隔離一事，剛才與George通電話，束醫師似乎還OK。

邱淑媞的一些作風，我想你們大概快氣炸了。當我們快樂的進入二十一世紀時，絕想不到會有這樣的事發生吧！尤其我沒多久前才去過 貴醫院，現在發生這種事更覺得難過，我想還會有其它醫院發生類似事件，我也隨時有心理準備。

為免無謂的電話又騷擾你們，所以寫e-mail，如果你們也需要有人談談，請二十四小時隨時來電，希望上帝看顧你們，並有無盡的平安，也替我問候所有的 貴科同仁，我們都為你們加油，並站在你們這一邊。」

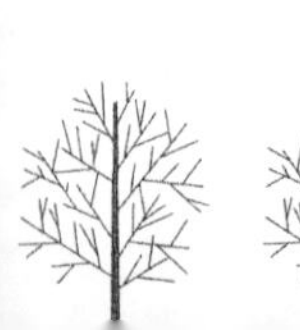
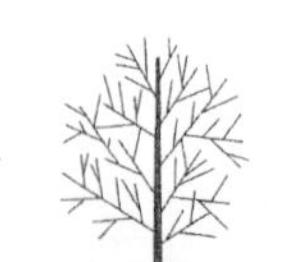
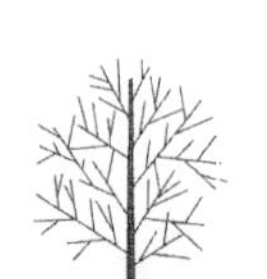
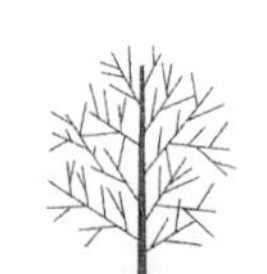
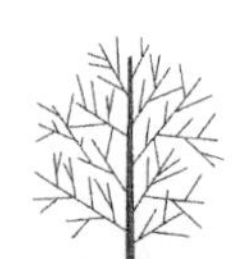
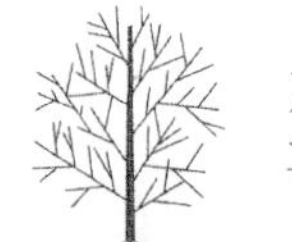
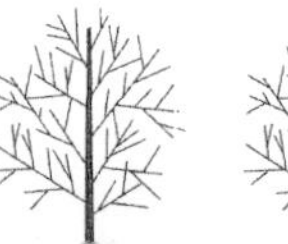

我回信給蔡醫師謝謝他的支持：

「謝謝你的鼓勵，我們會努力，其實這是一場人性最現實面的劇場，活似一部『塊肉餘生錄』、『危機總動員』。」

從楊索那獲知「心理健康行動聯盟」已開始組織起來了！這是由中華心理衛生協會邀請，多位相關心理衛生的民間組織共同發起，爲處理SARS形成全國的恐慌與不安，特別組織而成的。該聯盟的主要宗旨是提供心理、生理與社會全方位心理健康的SARS關懷行動，團結民間的組織力量，整合所有資源，共同爲全國平和而努力。看到同業與關心全國心理健康的人士踴躍投入該組織，覺得十分欣慰。

想到這兒，就覺得今晚我可以帶著許許多多的祝福與支持上床睡覺了。雖然不知道明天醒來，院裡還會發生什麼事？又有多少事等著我去處理，但這些外界朋友，認識的、不認識的人所傳來的信，都給了我莫大的勇氣，讓我知道，我雖是被隔離了，

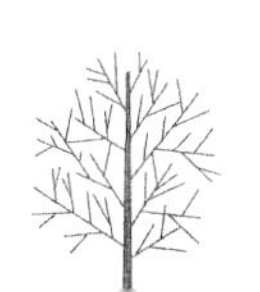
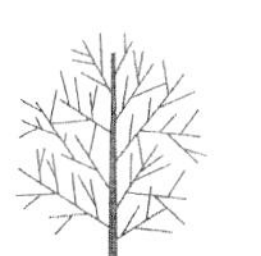
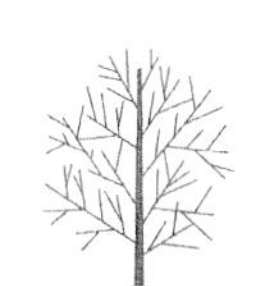
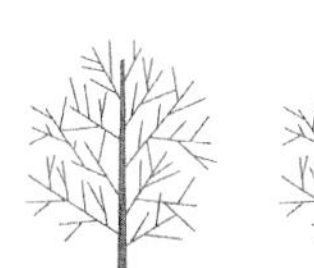
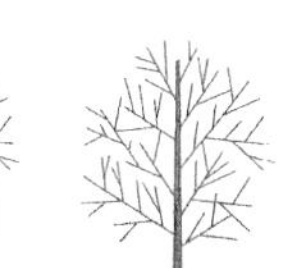
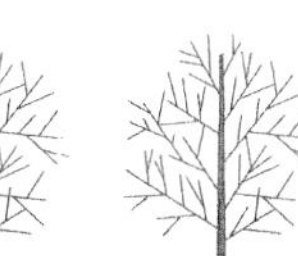
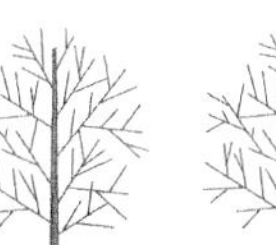
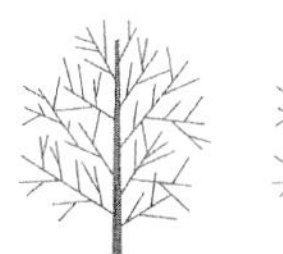
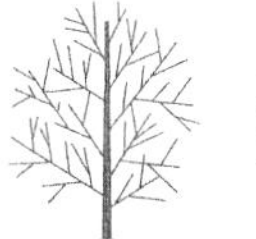
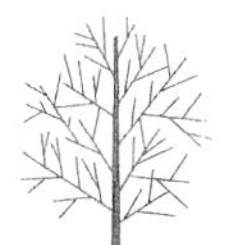
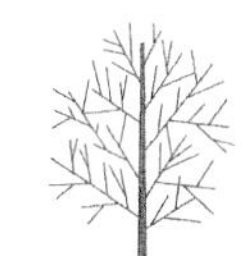

但不孤單，我希望帶著這些溫暖，好好地睡一覺，讓明天會更好，更期待這份力量，可以透過我，分享給院內的同仁、病患與家屬們，讓他們也可以感受到這份溫情，共同手牽手地堅持下去。

四月二十九日（第六天，重算第二天）：外界的溫暖，暖和了封院之心

一早起來先做做運動，準備好後就下樓把安心服務站開張。死亡家屬情緒激動，仍造成員工們的心情浮動。但似乎在忙碌之下，大家已經學會先把情緒隱藏下來埋頭做事。

我們對曾會診過及看過的員工進行追蹤，而MS.張也從替代役轉至公訓中心由忠孝醫院接手，下午與忠孝醫院的陳醫師聯絡，並將MS.張之身心情況告知，以協助他接手。

外界的關心不斷。朋友送進來的補品及食物，多到讓我不得不心存感激地說：再吃，出關時就必須積極減肥了。正好有位病友與我聯絡上，電話那頭她的焦慮關心讓

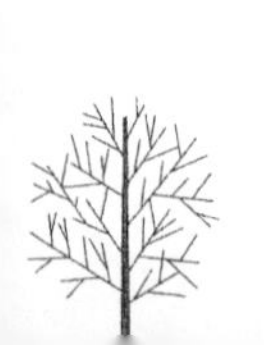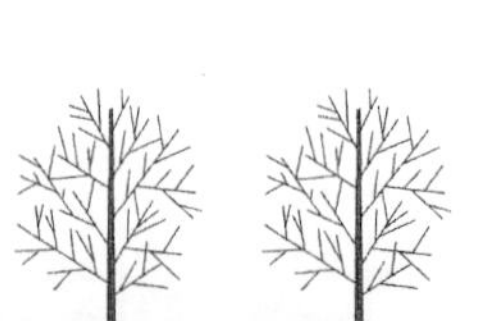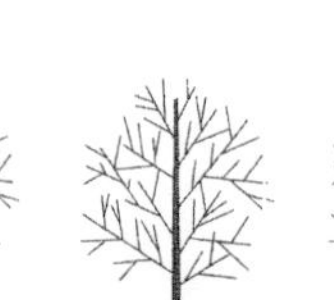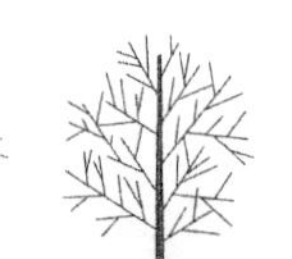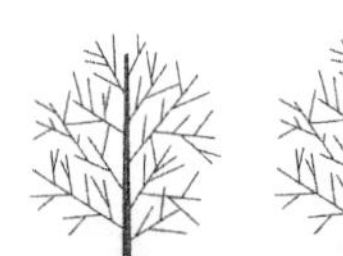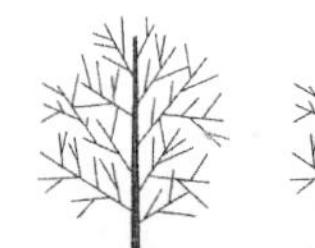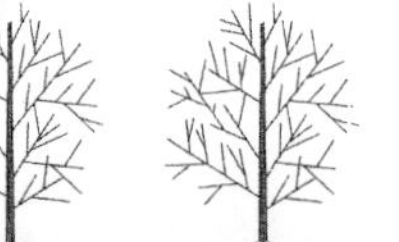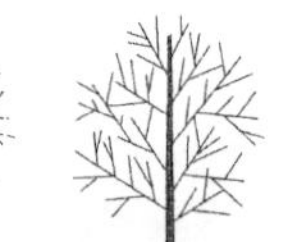

我擔心，但她反安慰我並告訴我她會祝福我、爲我祈禱，誰說只有醫師能幫助病人，其實病人對醫師的信任、關心，更是醫師成長的泉源。（她送來的有機中餐眞棒！）

在面對院內不斷傳來同仁倒下、情緒失控的的負面消息之際，楊索轉來的信，讓我對於往後的日子，憑增許多力量與希望，不僅如此，也讓身處於封院之處的我，尙可以得知外界許多的訊息，同時也獲知不少人在爲我們「和平」人加油打氣，儘管這些支持有很多是來自於陌生人。封院的界線並沒有阻隔裡外，SARS病毒雖然可怕，但好像也因此讓大家可以連成一氣，那麼多的支持與鼓舞，使我不覺得孤獨、寂寞，相反地，覺得內心充滿溫暖與感激。

以下是○霞（一位新聞從業人員）信中的內容：

請代向和平醫院第一線醫護工作人員致敬！

看到電視新聞裡那些年輕、未歷風霜、未嘗人生苦樂的採訪記者，無法控制自己逮到大新聞的亢奮，以高八度的嗓音、煽情且誇張的語調做SN

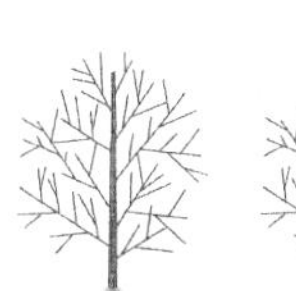
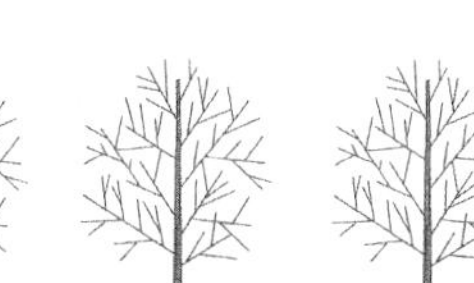
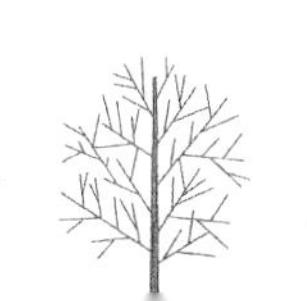
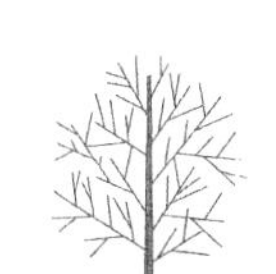
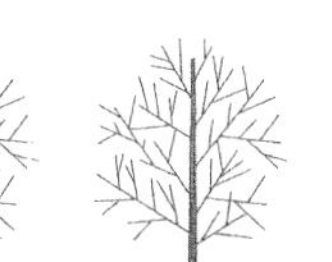
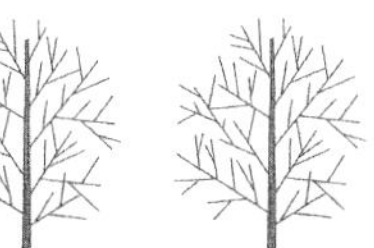
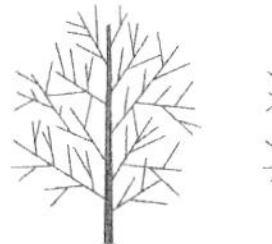
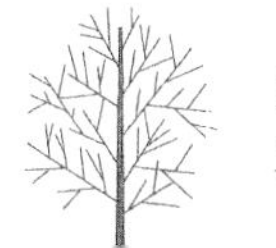

G連線；棚內主播衣著光鮮亮麗、臉上濃脂艷粉、比手劃腳、添油加醋的「描述」著「現場」、臆測著他人的感受；電視台為了拼所謂的收視率，無所不用其極的四處打聽每一個可能相關者的身家、私闖病患或奉獻工作者的家庭、沒有一點人性的伸出麥克風逼問，此時此刻，我是多麼的羞於承認自己是新聞從業人員啊！

請向被新聞界自私劫掠而無情傷害的人們說聲對不起，請病人們安心配合治療。台灣醫療水準一向不差，只有自己的心定、心靜，才能真正的得到治療的效果，也請在第一線奉獻的醫護人員加油，我相信任何一個人在面臨突然宣佈封院、又沒有完好的配套措施時，內心都會驚慌失措，情緒上也會激烈反彈，這是再自然不過的反應；但做為專業的醫護人員，你們的專業訓練可以讓你們在最短的時間內鎮定下來，繼而以自己多年的專業知識與經驗，協助那些更加驚慌無助、恐懼不安的病患和他們的家屬。

我們的社會早已習慣於指著別人的鼻尖罵東罵西，反正別人是千般錯、萬般錯，自己卻是處處不得已、情無奈，這樣的流風習氣無所不在，人們在這種惡辯硬拗之中，想為社會人士做事的愛心與勇氣，就一點一滴的流

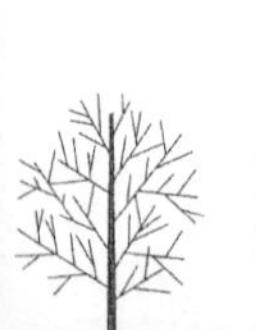
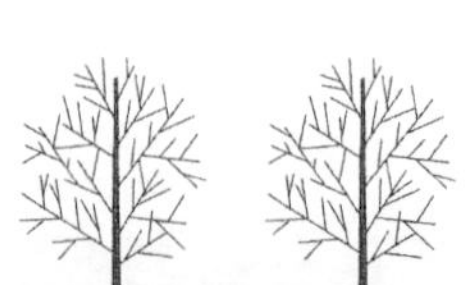
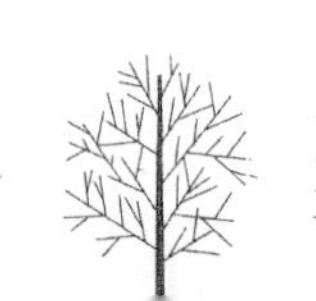
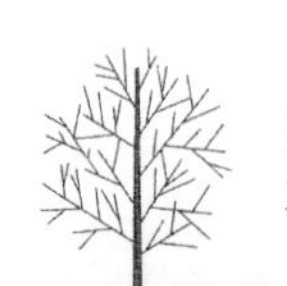
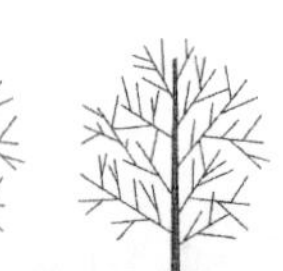
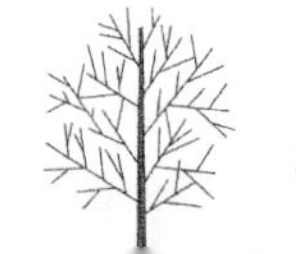
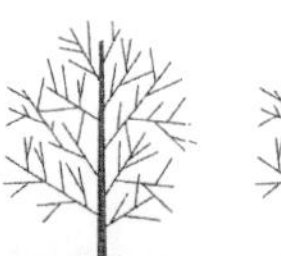

失了。當冷漠自私成了社會常態，當然會有政客帶頭抗議不讓SARS廢棄物送燒、不許病患進入「自己的地盤」隔離或就醫。我無法指責那些「抗議」的人，因為他們得到的資訊，可能真的令他們不得不挺身而出保衛家園，但是帶頭的政客，卻令人不能不說「可恥」。

我也知道這些是沒有意義的牢騷，對大家沒有幫助，但是，想到換成是我突然被留在醫院裡面，我知道，我的行為表現，絕對絕對會比你們任何一個人更激烈、更可責備的。這樣一想，我更覺得你是非常了不起的——不論是甘願如此或是被迫如此。

我不敢奢望新聞界那些無知膚淺的從業者會有反省，但至少在此，做一個「小板凳」的凳友，我一定要說，即使世道艱辛、人生無常，但仍請你相信，你所做的奉獻，至少令像我這樣一個資深的新聞工作者心生慚愧、暗自反省，也請相信，你們的奉獻，曾讓對這個社會屢屢失望的人，再一次的又點燃了一點熱情，願意為人生再努力一次。

四月三十日（第七天，重算第三天）：好似日子永遠是N＋14天

應該是封院的第七天。但是從二十七日王督導發燒，葉金川前局長宣布重算隔離日開始，今天才第四天。

「好似日子永遠是N＋14天」我們已浮躁不安了。

新陳代謝科主任蘇醫師來電希望我能到公訓中心，因有些同仁在個別隔離中出現一些情緒反應，但最後還是交由忠孝醫院接手，畢竟指揮中心並未做如此安排，我也不能去安排。從一些事件之處理可看出雖然院內作業已逐漸就緒，但對突發的小情況仍並未做到分層負責解決，當然就會頻頻詢問如何解決？但各中心卻一問三不知，也因此讓事務處理起來千層萬轉，延宕多時。

既然不用去公訓中心，我就繼續坐鎮在安心服務中心，等著院內同仁來到這裡，暫時紓解一下緊張不安的情緒。

下午獨自坐在咖啡屋窗台邊，看了一陣的書之後，感覺到徐風帶來柔柔的陽光，卻無緣走出去享受，此時此刻，方才發覺原來「自由」竟會是這麼的遙不可及！不過

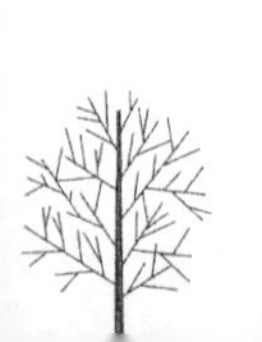
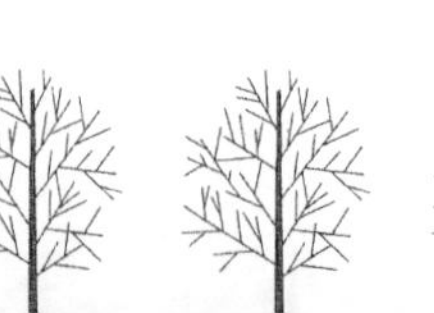
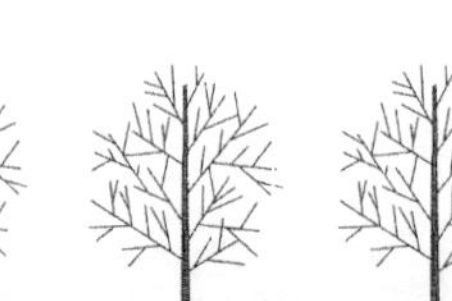
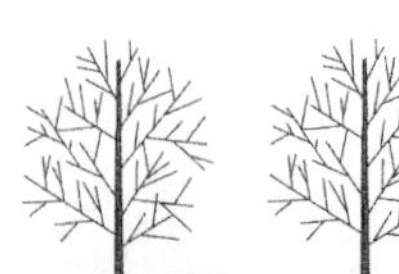
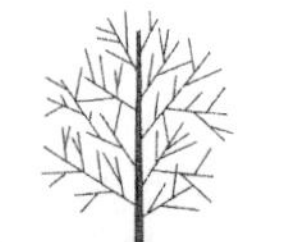
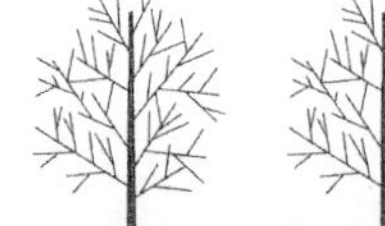
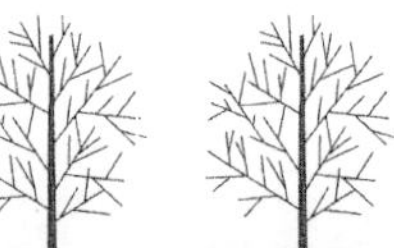

比起他人，我已幸福很多了，看著、想著，我竟然睡著了！

還好，今天過得算很平靜。雖然對於何時才能重獲自由，一點也沒有把握，但看到院內的同仁按部就班地做事，不知是習慣、還是麻痺了，大家的情緒逐漸穩定下來，也算鬆了一口氣。

經過幾天的努力與志工進院幫忙，以及清潔工無怨無悔的清理感染廢棄物，大家都很感動，我自己還正計劃著過些日子，要帶大家做做健康操，使隔離的生活盡量正常，沒想到卻陸續傳進來，某平面媒體報導有員工批評「和平醫院精神科主任」禁止員工戴口罩；某電子媒體播出自稱是「和平精神科主任」的人接受訪問，以變聲方式表示「憤怒會變成憂鬱」，接著又有人自稱是我家人，對外放話向葉金川顧問抗議，讓我不勝困擾之餘，也相當生氣。所謂「人在家中坐，禍從天上來」，明明每天都在院裡忙著安撫同仁、病患，外界卻不時傳出謠言中傷我，又是對葉前局長不滿、又是禁止同仁戴口罩等等，直至今日我已經是忍無可忍了，於是決定發簡訊告訴外界的媒體記者，以正視聽；如今有難當頭，卻有有心人士耗損防疫力量，希望社會大眾發慈悲心，不要集體陷入SARS的歇斯底里狀態中。

「封院隔離發生在自己身上，是不幸也是幸，不幸的是失去了自由，幸的是讓我有機會發揮所長，去協助同仁度過難關。如今疫情當頭，就算有人要挾怨報復，也不該趁機亂造謠，再一次造成人心浮動。」我心平氣和的告訴記者們。

除此之外，我也著手收集資料，準備請台北市政風處調查此事。我衷心希望謠言可以就此打住，還給我與家人一個清白，更期盼在SARS所帶來的動盪中，不用再以此憑增無謂的紛爭，讓不安的陰霾持續下去。

做了該做的事之後，也該整理自己的思緒與這陣子以來外界朋友們如雪片飛來的信件與e-mail了。

其中見到楊索轉來的一份連署人表達加油打氣的信件：

親愛的慧玟：

來自各界的加油與打氣不斷傳來，我先彙整第一部分給你。

如果你願意連署，煩請回傳so*****@ms29.hinet.net

親愛的朋友們：

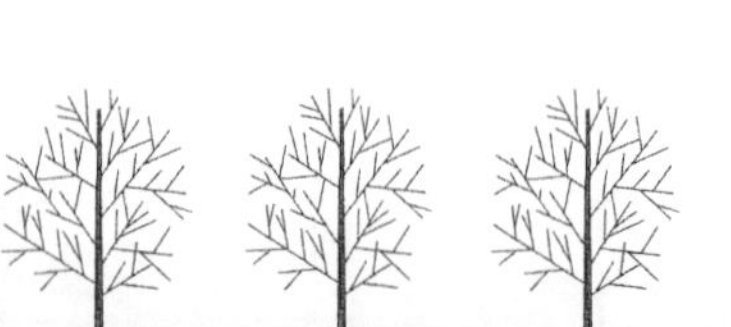
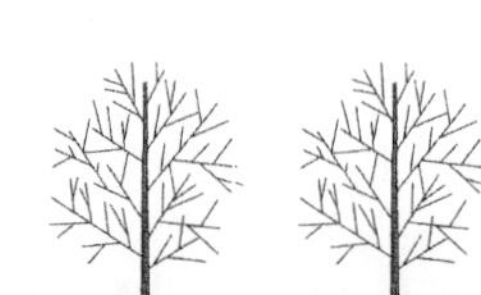
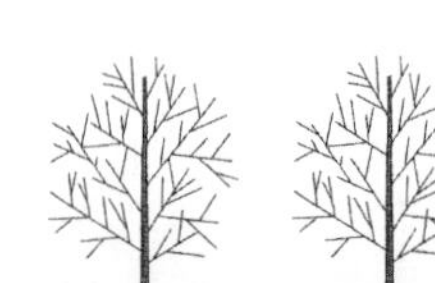
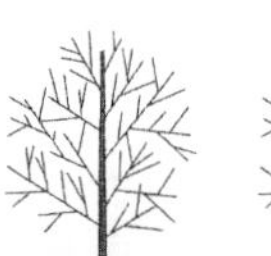
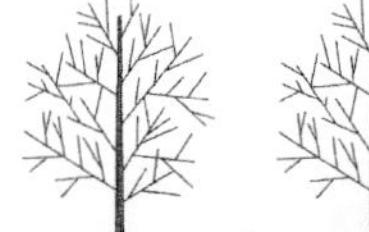
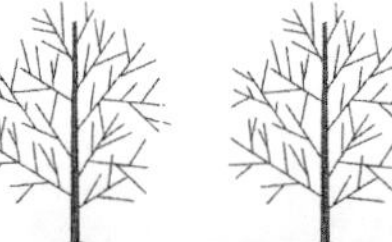

您們辛苦了！

我們是一群各行各業的朋友，看到您們為社會示範，站在防疫的第一線，為社會全體健康做出犧牲奉獻的榜樣，這是十分了不起的行為。您們可能是病患或是家屬、基層人員、醫護人員、行政人員，無論您的身分為何，但是社會看到你們緊緊地團結在一起，放棄個人生活的權利，為了大目標而忍耐許多痛苦、勞累、委曲，甚至遭受資訊不明的外界誤解。

我們支持你們！同時也想說出我們的心聲，你們的付出是有代價的，你們站在對抗SARS的最前線，是我們心目中的英雄，我們將做為你們的後盾，同時內心也充滿對你們的尊敬及感恩。

共同連署人：

台灣促進和平文教基金會執行長簡錫堦及所有工作同仁

東海大學社會系　趙〇

工作受傷害人協會　顧〇玲

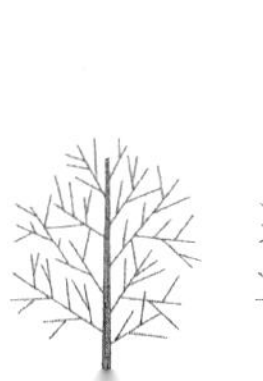
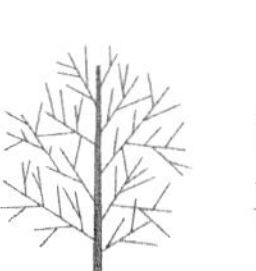
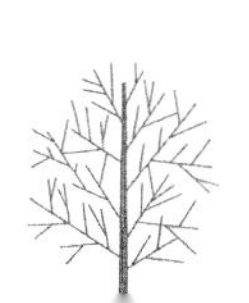
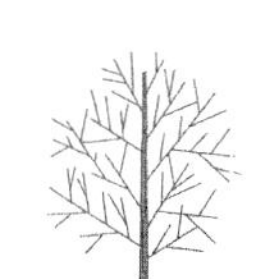
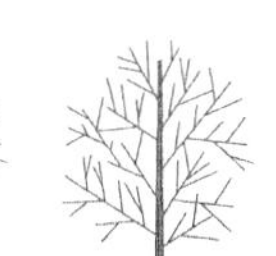
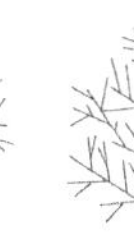
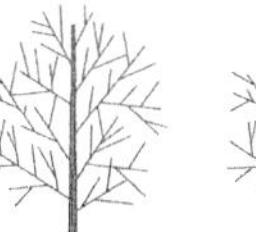
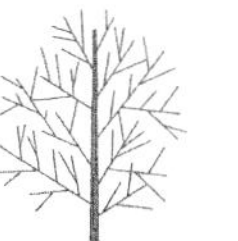
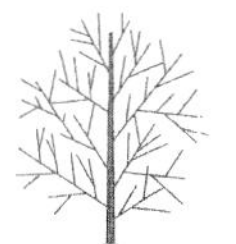
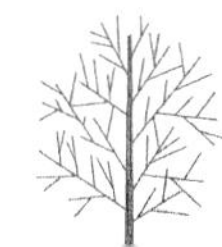

智邦科技　吳○○

南投縣教師會及理事長　劉○○

高醫精神科　顏○○

財團法人華人心理治療研究發展基金會　藍○○

胡○○

高○○

曾○○

劉○○

蔡○○

盧○○

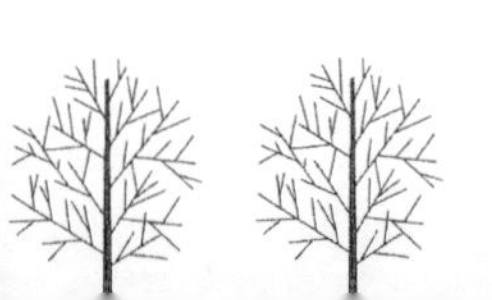
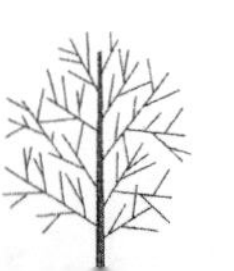
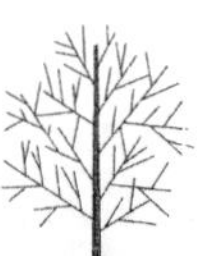
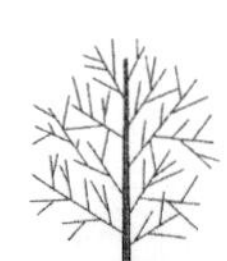
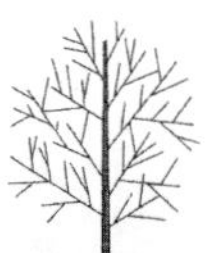
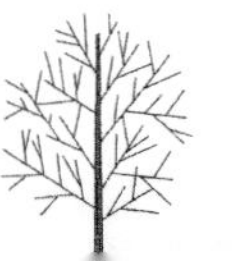
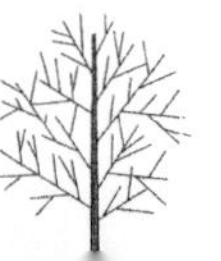
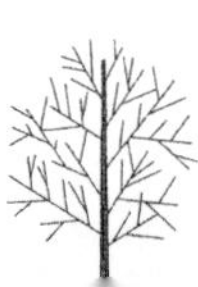

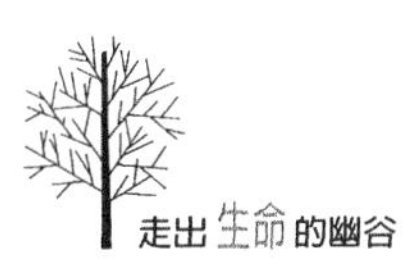

以下是各界來函內容彙整：

願意連署，連署人：胡○○

打擊SARS的第一線勇士，加油吧，大家一起努力！

早上上班途中，我們收聽了中廣蔡詩萍主持的時段，
聽到了和平醫院內部員工心裡焦慮、委屈的心聲，
謝謝你們為社會承擔了如此艱鉅的苦難，
真的謝謝你們，
繼續加油吧，要挺得住喔~~~

台灣促進和平文教基金會執行長　簡錫　及所有工作同仁

04/29/2003

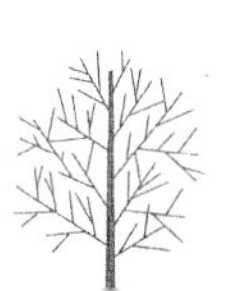
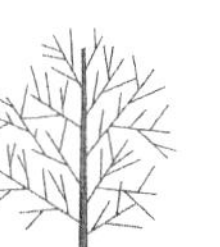
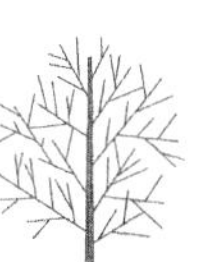
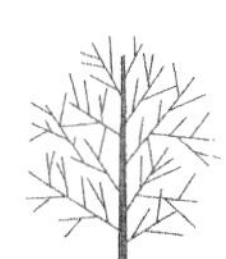
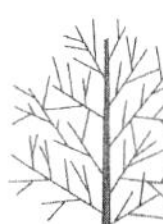
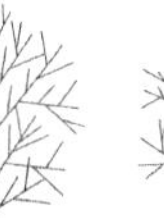
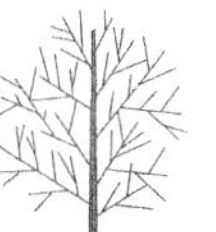
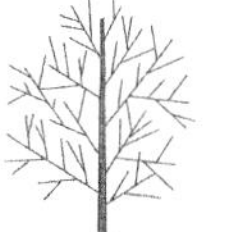
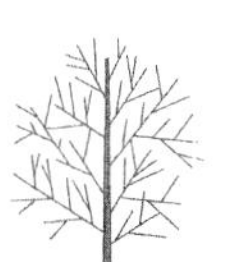
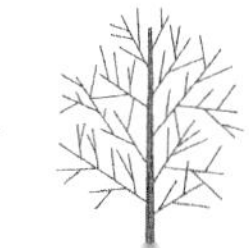

您好！

我是高醫精神科顏○○

我很樂意連署支持和平的同仁們

謝謝

高醫精神科　顏○○

謝謝您的居中協助

願大家平安

南投縣教師會及理事長　劉○○敬啟

當然連署　顧○○

工作傷害受害人協會

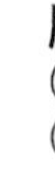

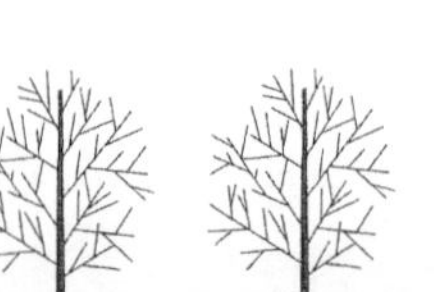
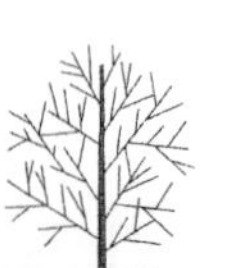
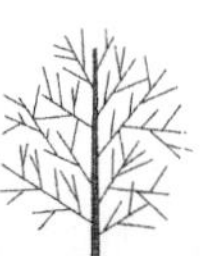
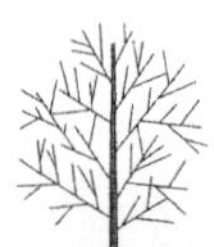
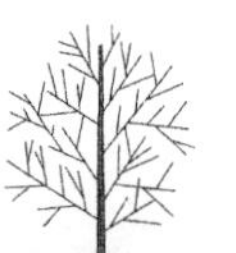
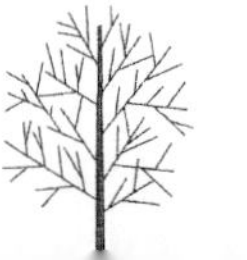
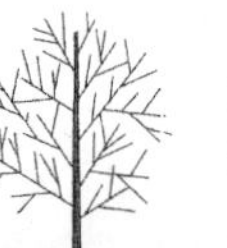

我願意連署為隔離者打氣

加油！！加油！！

我在院外採訪警察時，大家都有同一感受，不論院內、院外，醫護人員、病患、家屬、媒體與駐守員警，大家都要堅守崗位，游揆說得好，SARS考驗台灣人性。

我相信，即使人性存有部分不完美，即使社會容有自私，還是有人願意無私奉獻，默默堅持，愛還是會帶來力量。

○有智　○○報記者

我願意給予站在前線辛苦工作、醫院裡的每一位朋友加油打氣！

謝謝他們的犧牲，謝謝他們的認真，更謝謝他們的勇氣和道德！

智邦科技　吳○○

楊索：

連署請加上我，謝謝。

另外，社區諮商學會的學○想請你代問李慧玟醫師，她可不可以進去幫忙？學○是永和國中退休下來的主任，目前除了在社區諮商學會幫忙，也擔任台北地方法院家事法庭的協調人員。她已徵得家人同意，非常願意進去當志工。而且，她非常願意配合李醫師的規劃，協助執行諮商工作。

素○

財團法人華人心理治療研究發展基金會
Taiwan Institute of Psychotherapy

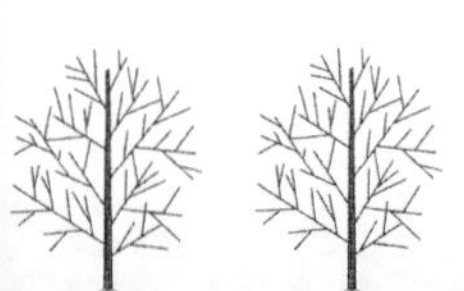
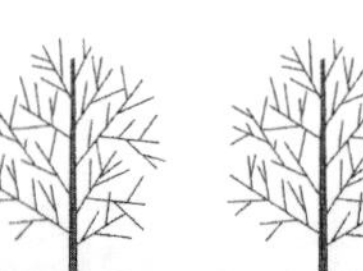
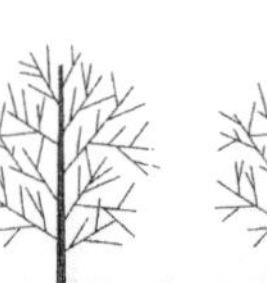
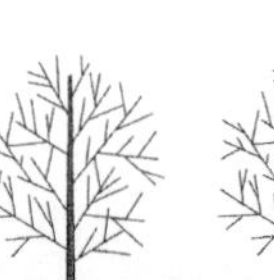
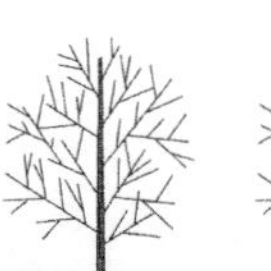
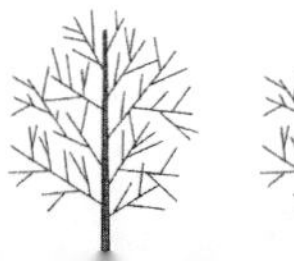
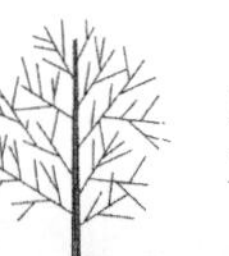
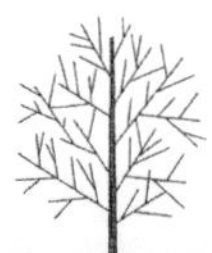

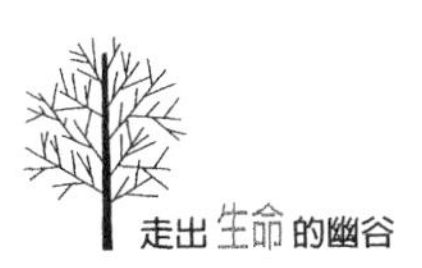

五月一日（第八天，重算第三天）：靜秋走了！

日子還是一天一天過，但惡耗並沒有就此遠離。

一大早在樓梯間就聽到護理長陳靜秋過世的消息，而我竟然麻木不仁到一滴眼淚也沒掉，還是按時間到一樓的安心服務站，看報紙上的一些新聞，也喝了杯咖啡，精神似乎好多了。不久就聽到要開會，到了十樓各科已紛紛展開討論及確認名單，討論A棟各科室成員、病人及家屬應如何疏散及轉送，後來決定分兩梯次，但一切尚在規劃而已，不過這樣的消息卻已經足夠讓我們感到稍微寬心。

昨天葉前局長提到尙須隔離十四天（因爲又有人發燒住院了），讓許多人開始反彈，於是退縮的更退縮、激動的更激動、憤怒的更憤怒，每碰到一位同事就有許多怨懟，我除了安慰、還是安慰或陪著罵兩句，接著在十樓又忙了一陣子，直到把各科名單確定後才下樓。

今天的安心服務站來了一位督導，受不了靜秋過世的消息，情緒崩潰，由郭醫師負責協談，我則一見她就藉故做事走開。唉！原來面對死亡，我仍有這麼多的恐懼，

我仍是用隔離（Isolation）的方式來處理自己那深藏內心的困頓。

今天就連負責封院後感染控制的呂護理長也在不停地發脾氣。拍拍她的肩膀，我一句話也沒說，而她則激動地不斷說著：「我們要熬到什麼時候？」「我的胎教眞不好」（原來她懷孕了！這時心中一陣不忍，這樣的防疫處置！唉！我們的人權在哪裡？）。

晚上先是新聞界名嘴唐湘龍先生（他是我的偶像）的訪問，告知今天中國時報的社論是他在看過我的e-mail 後有感而發。我的e-mail是四月二十九日回覆給楊索的，信中除了感謝楊索的安排之外，我也告訴她「我希望外界能開始著手安撫全國人民及高官顯爵們的恐慌不安及罪惡感，他們能穩定，我們出去後方能安然生活，否則我們彷佛被烙印的牲畜，走到哪裡均會被標籤化。」。五月一日唐湘龍先生在中國時報發表了一篇名爲〈儘量降低SARS的污名化〉社論。

很高興我的意見受到注意，尤其是來自我的偶像，這使得這一天看起來好像挺不錯的。爾後，政治大學心理系教授許文耀來電告知，明天正式將成立「心理健康行動聯盟」，也希望我給一些建議。

夜深了，中央社記者打電話來訪問，再提到靜秋病逝及遙遙無期的隔離時間之際，原本以爲「沒事」的心情，瞬間化爲烏有，一時悲從中來，情緒堤防整個潰散

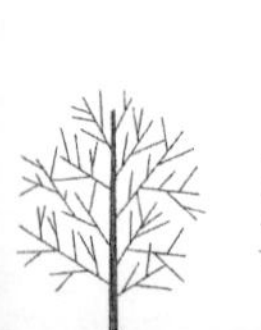
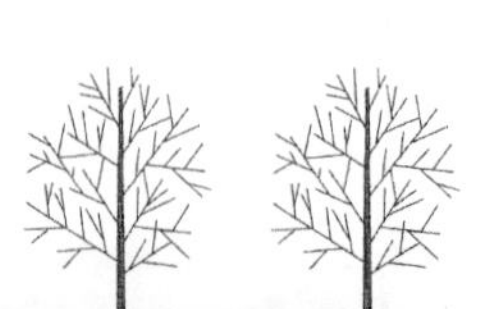
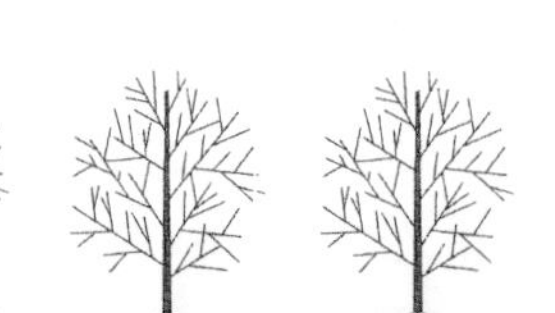
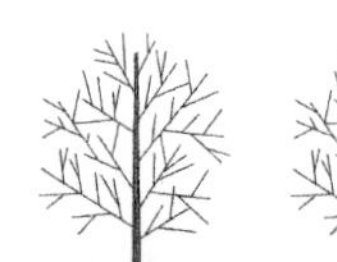
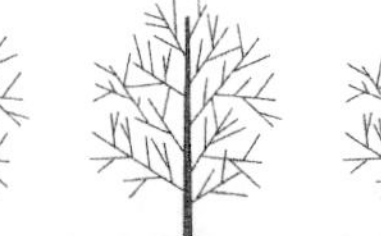
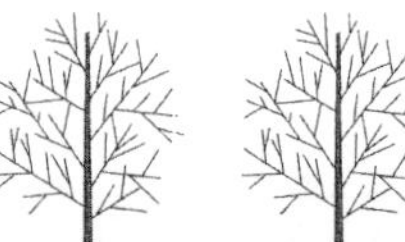

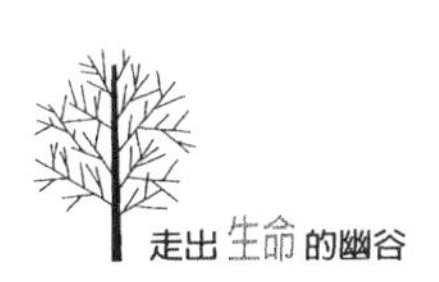

了，哽咽不已難過至極」。對於靜秋的去世，實非麻木不仁，而是習慣性壓抑情緒，甚至刻意忽略的個性使然，迫使我把自己的情緒隔開，視一切爲「正常」，或是「理所當然」，然而這怎會正常？理所當然呢？我在自欺欺人！

靜秋是多年的同事，她爲了抗SARS倒下，也不知她是何時生病的？年輕的生命剎那間便消失殆盡，叫人情何以堪？不願多想，不想面對，只是爲了逃避悲傷，然而傷悲並不會因此而消失，它仍在你的心中，直到你面對、發洩之後，悲痛的心才可能獲得眞正的平撫，只是面對悲傷太沈痛，總怕自己走不出來。幽暗的角落裡躲著一個傷痕累累的「我」，悲傷只能在陰暗中出現，陽光出來時它就要隱身而去，眞不愛這麼折磨自己的我。

靜秋的走，不僅我激動難過，這對院內猶同抛下一顆炸彈，使得看似已平靜許多的情緒，再一次引爆。醫療同仁的害怕在瀰漫。

所以今晚我告訴來電採訪的記者說：「從靜秋過世的消息傳回院內之後，院內的人心便相當的激盪、浮動，一整天有不少人因爲一點小事便大吼大叫，不安的情緒瀰漫在整個空間。然而封院日子何時了？清空和平醫院有可能嗎？儘管葉金川前局長已經設法與許多單位協調，但至今仍沒有下文，似乎「台灣之大，好像就是沒有容下

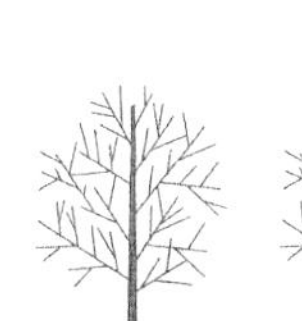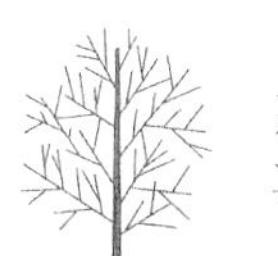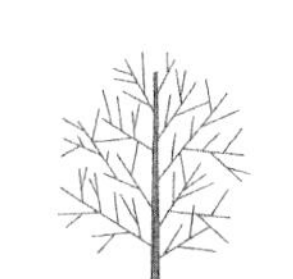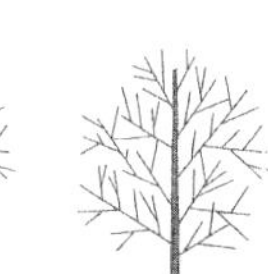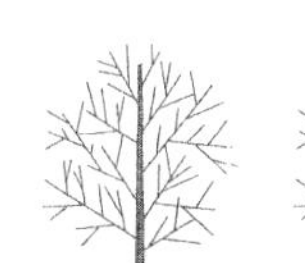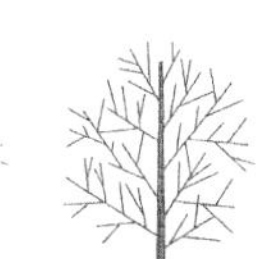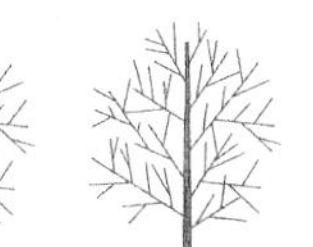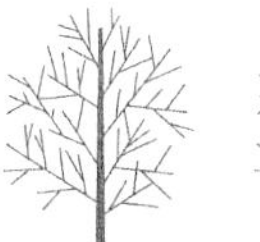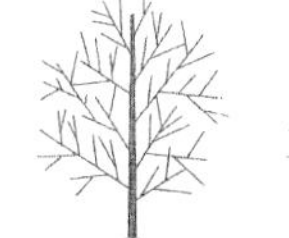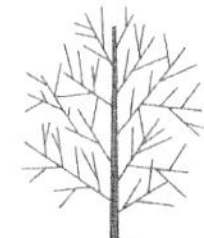

『和平』之地。」，我們就快變成了「傷寒瑪莉」（註一）了嗎？這股氣氛使得原本就焦躁不安的情緒，更憑增了許多的憤怒與孤單。

「事實上，A棟的同仁狀況並不比B棟好。A棟同仁由於人數太多沒有地方願意收留，這使得遷移遙遙無期，相對不安全感比較高；在B棟感染區的人員對靜秋的過世心理衝擊很大，憂心自我保護不足，很怕自己就是下一位，也很害怕被並肩抗煞的同事們傳染，那種矛盾眞的非當事人很難體會，但由於對於未來有較清楚地安排，所以情緒的起伏雖然會有，卻較有方向感。但無論如何，將一群健康的人綁在一起，是對的嗎？或是將一群疑似感染的人綁在一起就對嗎？外頭那些專家們是不是應該協調一個較合情合理的處理方式？」我無奈地分析著。

「將近一千人在一起十四天，要他們都不拉肚子、不感冒、不發燒，天下哪有這種事，而如果只要有一個人生病，所有的人都必須繼續隔離的話，那麼『和平』的隔離日記將會是一段漫長且永無止境的時間。這樣的日子，這款的等待，誰不會不安？長久下來，恐怕原本沒病的也可能變成有病。」我質疑地說。

這些日子以來，看盡生離死別、人性的光輝與醜陋，讓我再一次的回顧當年選擇從醫的動機。不管是不是繼承父業的宿命，既然已經誓言成爲一位醫師，就應該建立

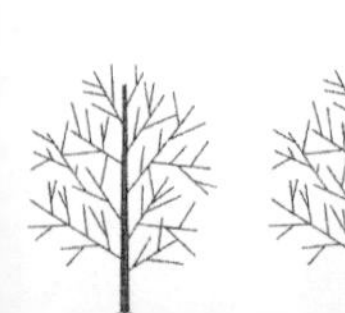
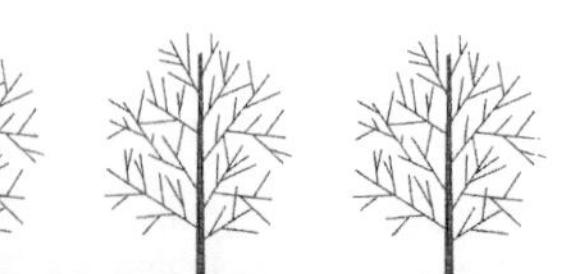
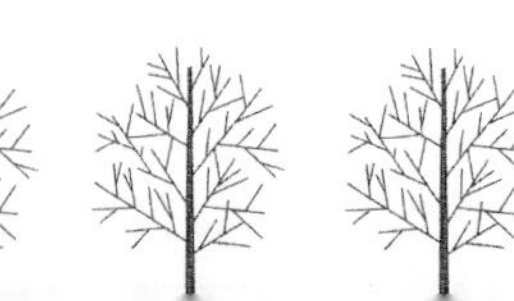
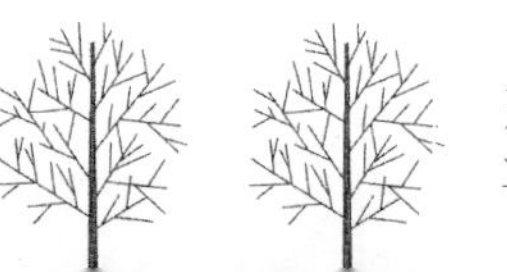

使命感，不能害怕，更不能輕易放棄，縱然有些醫護人員有好長一段時間只是一味的爲了賺錢而工作，早忘了應該做什麼、不該做什麼，但我怎能忘記？

「靜秋的走，更讓我們記得要好好保護自己，不是嗎？」縱然內心充滿不捨之情，但也再一次地鼓舞自己。因爲如果沒有好好的保護自己，就沒有重見天日的一天；「如果自己也無法控制，要怎樣幫助同仁呢？」我不停地告誡自己。

我同時也告訴記者「我們『和平』同仁願意交出十四天來接受隔離，但不願意交出健康。大家希望病人可以先轉出去，因爲只要有病人在，醫護人員就有責任留下來，期盼外界可以了解我們的心聲。」此時，我們精神科的三位醫師都已做了最後才離開的決定。

由於悲從中來，與記者訪談的過程中，數度忍不住落淚，雖然哭過之後，心裡舒坦許多，但是內心仍有股說不出的「空洞」。唉！還是只能嘆氣。還有明天要過，我想「結束這日記後就上樓休息了。」期待明天會有奇蹟出現。

此時，突接到葉英堃教授（他是我進入台北市立療養院代訓時的院長，一位諄諄長者，非常照顧後進）來電，提到我在聯晚的文章，他說他印了三十幾篇給新光的醫師們看。被他讚美，被他安撫鼓勵讓我好不感動，這幾天的疲累彷彿一掃而空，瞬間

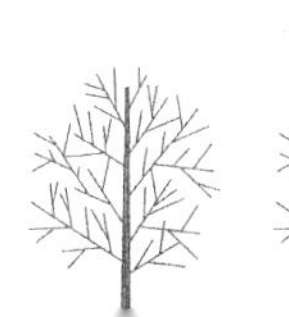
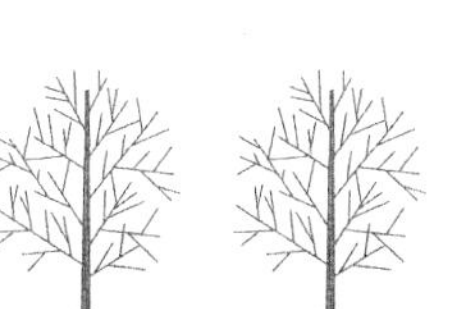
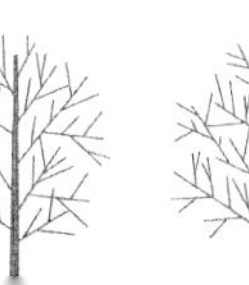
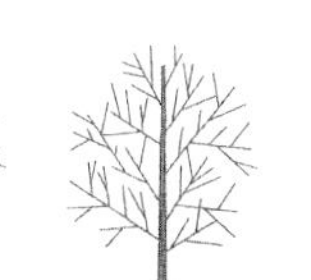
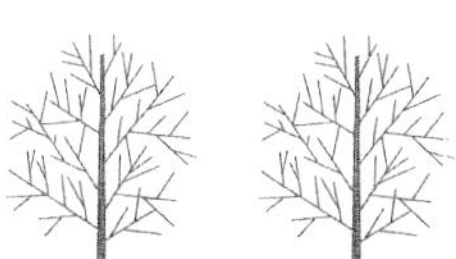
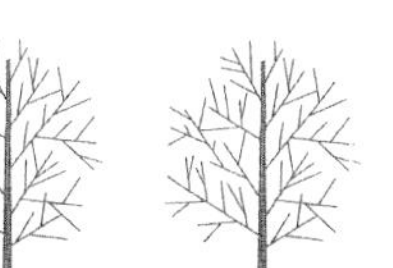
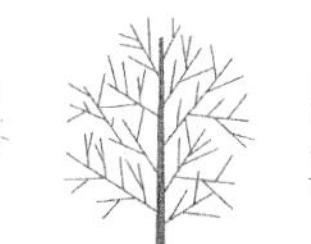
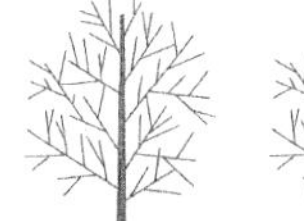
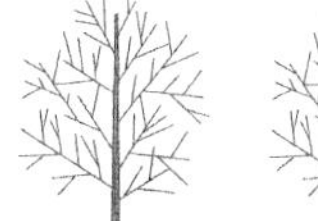
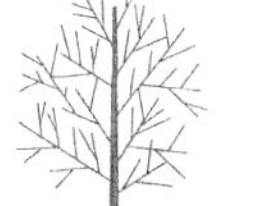
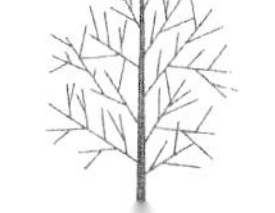

空洞的心也被填滿，畢竟能聽到備受景仰的老師親口的讚美是多麼榮耀的事！而他也鼓勵我寫下這段隔離的日記，他說：「這是人生中很難得的經歷，更何況你是一位精神科醫師，既是創傷受難者，又肩負心理支持的工作。」電話中他還頻頻詢問我們怎麼做？給我們許多建議。

註一：「傷寒瑪莉」是著名的世界公共衛生案例，案例中的主角瑪莉（愛爾蘭人1869-1932）是傷寒帶原者，但本身並未發病，卻藉由其廚師的工作將病原傳染給別人，爲此法律判決瑪莉必須被隔離在孤島上，後來在人權團體的抗議下，瑪莉曾恢復自由，但又再次因傳染病原給他人而受到監禁。傷寒瑪莉這個公共衛生和人權間的兩難衝突，情況就如同SARS期間的狀況。

五月二日（第九天，重算第四天）：封院是不得已的措施！？

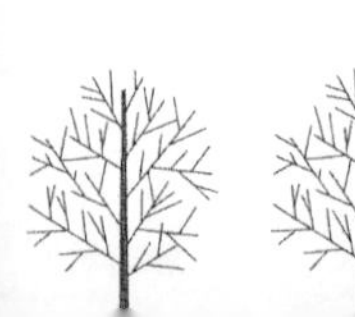
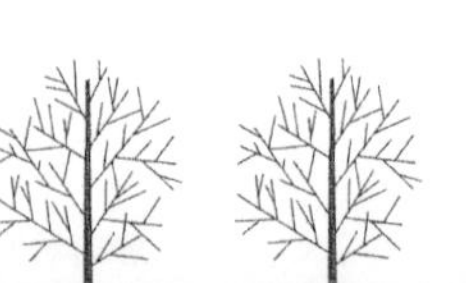
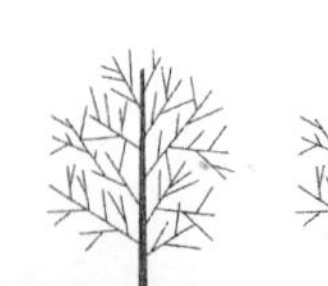
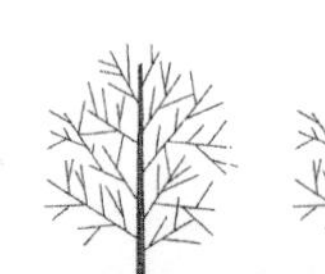
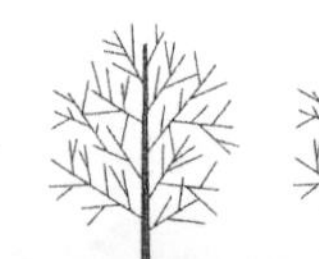
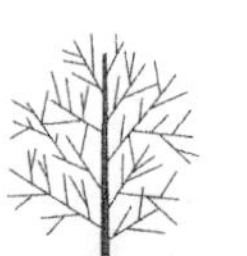
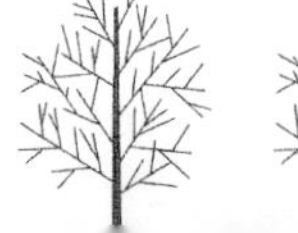
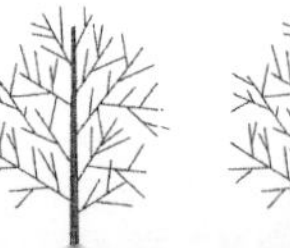

陽光依舊燦爛——

今天一早仍如常地把安心服務站開張，目前不管是員工工作之分組、管制措施均一步步落實，倒底何時能走，卻尚未有定論，人心浮動不安可想而知。

下午仍坐在咖啡屋窗台邊享受窗外的陽光、藍天、白雲，咫呎天涯自由仍在遙遠的天際，不知何時我們方能脫困？

小歇一會兒，起來活動筋骨時，正好碰到葉金川顧問要離開去公訓中心，有些人對他的離開開始起疑竇，認爲他要棄逃，我則安慰大家「葉顧問做事有條有理，相信他是因已安排好而放心地離開」。

但當同事提出這樣的質疑的時候，我也無法辯駁，因爲我眞的不知道葉前局長的計畫是什麼？不過，我認爲他的計畫與安排的眞相是什麼其實並不重要了，因爲自四月二十七日進駐「和平」之後，是他堅定的立場與徹底的執行力，才讓「和平」院內作業終於可以逐漸上軌道，如今就算他今天是眞的要離開「和平」，我也會覺得他是在階段性任務完成後，功成身退，已是無可厚非了。

而就在我跑去與他照張相的時候，院長突然用很小的聲音告知我，要我把院內一些點滴用相機照下來，因爲醫院要改變了。

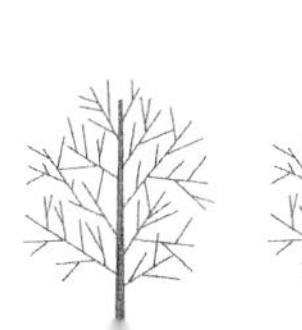
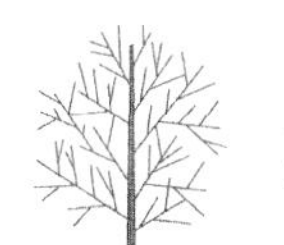
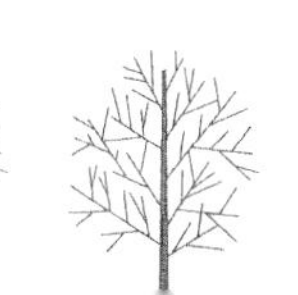
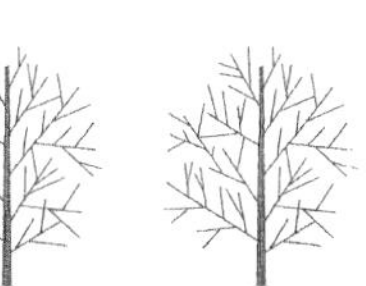
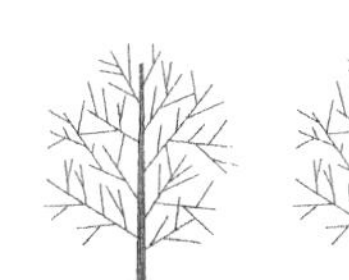
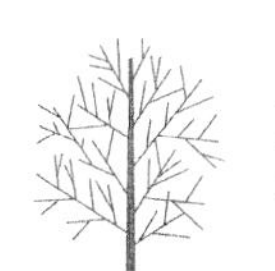
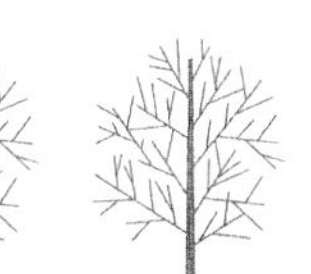
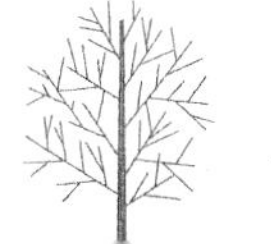
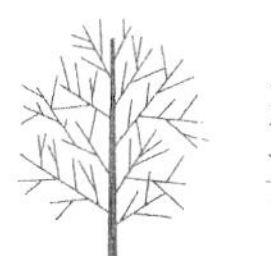
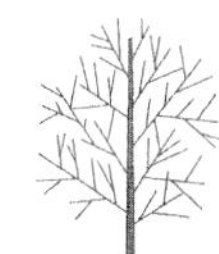

「醫院要改變了！是什麼意思？」我對於院長低聲說的這句話咀嚼甚久，就是不能確定他所指的是什麼。因為在我看來，和平醫院早就變了。自四月二十四日封院以來，和平醫院便成了「和平大監獄」，前無古人，後也不希望有來者的歷史記錄。

「封院是不得已的措施。」我總是用這句話去安慰情緒浮動的同仁，但每當他們質疑封院之後，為何沒有人聞問，也看不到任何後援之際，我都無言以對，對他們，乃至於面對自己的疑惑時，「他們也在找辦法，以便擬出對策。」這是我唯一能夠說服自己，也安撫同仁的理由，至於我的想法對不對？我想日後自有公斷吧！此時此刻「多想」已無意義。

既然沒什麼事，也就繼續坐下來看書。但才看了幾頁，我的思緒便又飄走了，看著四周，泛起深深地感觸，一時手癢，決定將此刻的心情寫下來。

「自從四月二十四日封院以來，『和平』早已不是原來的『和平』了！取而代之的是，人心的不平和，與人性的不堪。『和平』原本應是個懸壺濟世的地方，如今卻成了被社會摒棄的一塊，封院之後被迫留在這裡的人，好像是做錯了什麼事，而必須接受懲罰似的。然而我們究竟做錯了什麼？」

如果「生病」是錯的？那麼沒生病的人應該是對的囉！那為什麼沒生病的，也遭

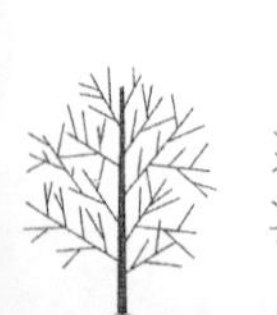

逢相同的待遇呢？令人十分不解。唯一可解釋的是，舉凡與「和平」有關的人，不論是在裡面工作的醫護人員，還是來看病的病患，或者是來探病、協同看病的人，都必須接受懲罰。因此將所有的人一併隔離起來，根本不去理會你是否有病？是不是有任何感染或傳染的可能？

面對二十一世紀新病毒的衝擊，誰也沒有經驗、沒有把握，只能用過去所累積的知識與經驗，於錯誤中學習。所以過程中發生錯誤是難免的，只是這個錯誤有沒有必要碰觸，犯錯可能付出的代價，以及犯錯之後，有沒有檢討反省的努力，攸關著犯錯所換來的價值，是高還是低？再者，做任何決定時是否把人權及他人的生命放在心中，這是我一直在追問的問題。」

五月三日（第十天，重算第五天）：和平醫院是戰場的祭品！？

記得有部電影，男主角被時間定位，讓他每天醒來總是同一天，我們好似也是如此。早上仍如往常在咖啡屋等待員工來抒口氣，已漸漸可以看下書、浸潤在陽光中享

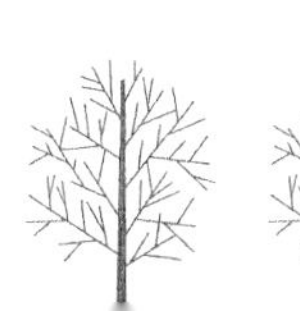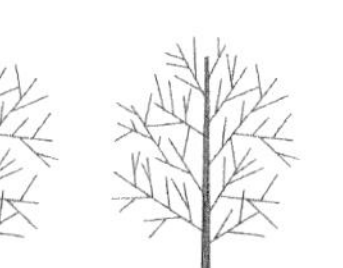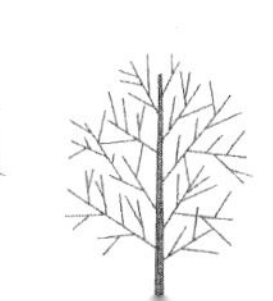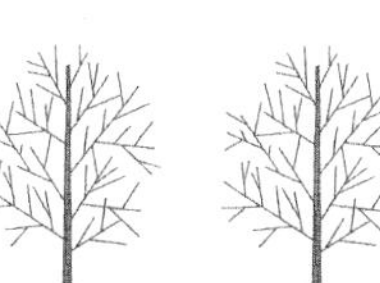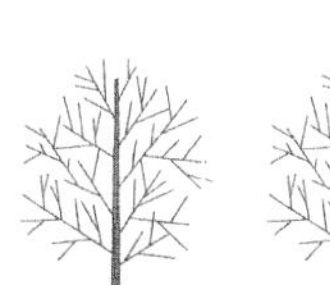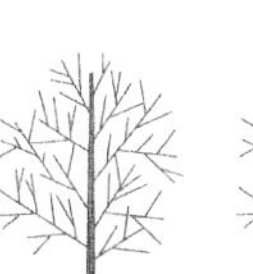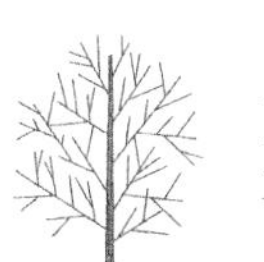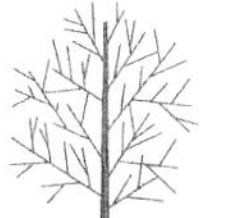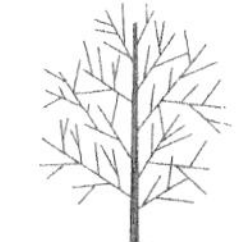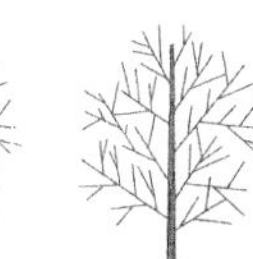

受一下不同於院內肅殺的氛圍，也希望自己的思潮能逐漸沉澱下來重新整理。

獲知馬市長與邱局長獲得第一及第二民調排行榜，我想中央算盤打錯了，而和平醫院是這場戰場的祭品。

誠如存在主義哲學家齊克果（註二）所說：「吸收日月精華的樹精把千人的生命當成刺激素滋養他們，我們似葉子般一片片吸乾抖落一地；叢林中受驚的小鹿們一直被絕望追逐，想找出路，但永遠只是進路」，千餘人的自由及健康、恐慌及不安、生命的威脅卻造就政治人物的排行榜。

院方在近中午時分告知精神科有六個可以撤離到基河國宅的名額，緊急將名單——小艾、陳治療師、邱小姐、周護理師、朱小姐、張小姐及邱護理師提出。

但下午小艾匆匆告知我們陳治療師發燒，於是讓她馬上去照X光，確認已有肺炎趕緊轉進急診，雖然隔離這段期間她一直較疏離，但是生病了我仍要大家祝福她，並爲她祈福希望因此讓她與我們共享安寧，聽說她已經發燒三天，相信一定是她一直未啓發大智慧來克服恐懼，或許有人會責備她，但這是人之常情。望著她獨自提著手提袋走過感控走道，瘦瘦的身影卻挺直了腰背，那場景讓人鼻酸！

因她關掉手機，一時聯絡不上，於是我趕緊打給急診的醫師與護士，請她們務必

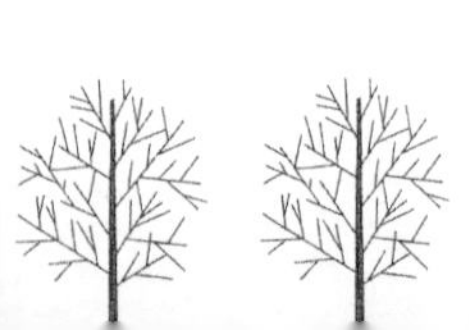

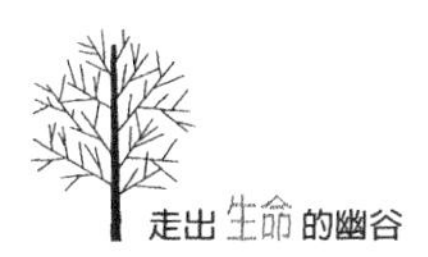

好好照護她、安慰她。緊接著院方安排小艾及邱治療師（他們與陳治療師均隔離在同一居處）轉至善園（提供給「和平」員工進行個別隔離的一個地方，位在陽明山腰），這一來轉至基和國宅的空缺就多出來兩個，我希望讓小瑜及阿寧頂上名單，但他們兩位最後還是未成行，因名單沒來得及登錄。這就是兵荒馬亂的狀態，這個訊息是在晚上忙到十二點才得知的，我好挫折、也好無奈。）

院長、許君強副座及張朝卿科長也在晚間離開醫院，程主任爲此非常生氣，把臨中華路的大門關上然後關掉手機，拒絕與外界聯繫。唉！「主帥棄守，『和平』的員工們何辜？」，同仁們這樣感嘆，我看到院長準備離開時，只能嘆氣（後來才聽說是院長發燒了）！不過葉金川顧問又再進來了。

註二：齊克果（Søren Kierkegaard, 丹麥 1813-1855）——生於丹麥的首都哥本哈根，是當代西洋的存在哲學之父。

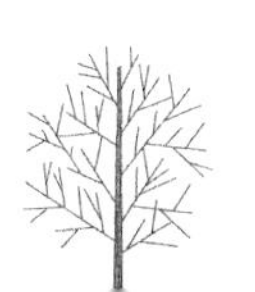
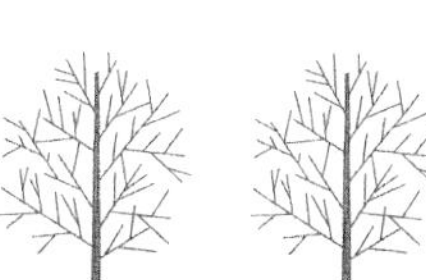
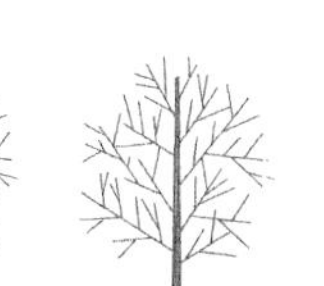
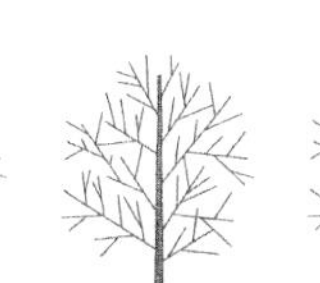
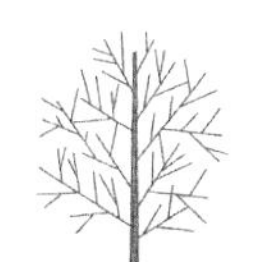
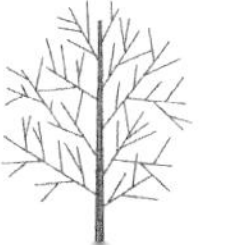
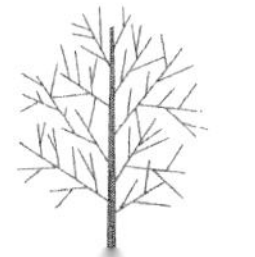
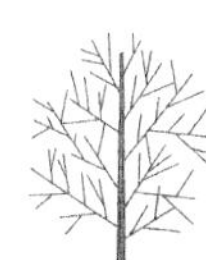

五月四日（第十一天，再重算第一天）：移居至善園開始個別隔離

精神科剩下的人員均全數撤出至至善園個別隔離，昨天因陳治療師被懷疑是SARS病患我們全科除已在昨天移至基河國宅的同仁外，其餘也均被安排移置陽明山至善園個別隔離（每一個人住一間房），一早被告知後即收拾行李等待通知，中飯過後將離開的心顯得忐忑不安，很怕會中途喊停、很怕會被留下、很怕去了會是……。眞的很矛盾！大家把科內物品分頭發放，也把一些物資拿出以便留下的同仁可以使用，咖啡屋則委託泌尿科陳醫師幫忙照料。

下午三點左右車子發動了，離開的心情是如此錯綜複雜，想想還眞的要謝謝陳治療師，甚至於覺得是因她，我們才會被這麼快的撤離，眞的祈禱上蒼給她機會，讓她能好轉起來。一路上同事們大呼小叫：「我要吃這個、我要吃那個！」，彷彿從集中營出來般。路程上年代記者訪問我，有關靜秋過世及雯華再第二次插管的事，悲從中來的我，眼淚又不自主地流出來，我眞的祈求全國爲和平醫院這些鬥士們祈福，希望不要再帶走我們任何一位同仁，太沉重了！老天爺！祢怎麼忍心？

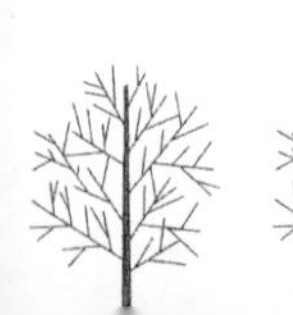
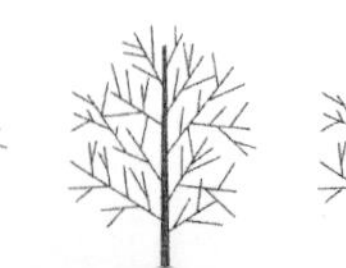
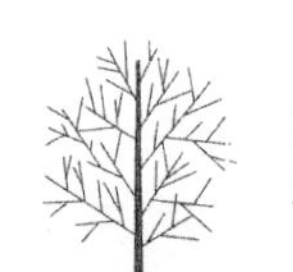
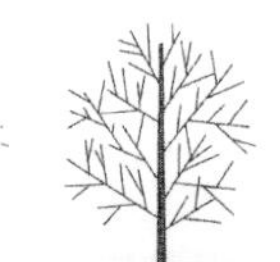
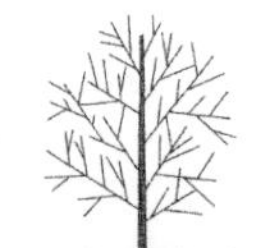
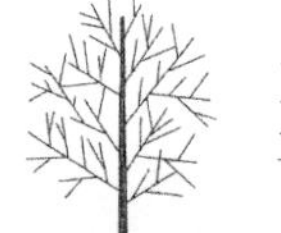
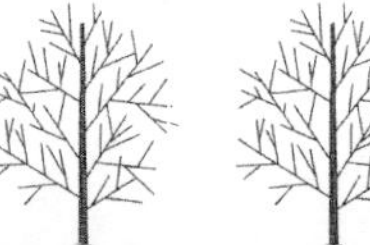

上了陽明山，車子在半山腰即彎進一小路，走不到兩公里處就看到至善園一棟棟的建築，山凹中的洋房處處都是樹與山，小鳥在林中穿梭，還不時發出叫聲，一點都不覺得吵，這麼多天來總算呼吸到新鮮的空氣，且毫無畏懼、慌張。（這裡是市府已建造好的老人安養所，聽說已公辦民營了。）進了至善園，發送須知、王院長泰隆及陽明醫院許多同仁均在場歡迎，真的要謝謝他們這麼辛苦的幫我們。我住321房，順著感染控制的路線，輾轉蜿蜒地上樓、下樓，雖然拖著行李卻不累，好想趕快到自己的庇護處，脫下一直不離口的口罩，讓自己真正輕鬆無負擔地呼吸。進房間後脫掉口罩，走到陽台深吸一口陽明山的新鮮空氣，很甜美、很清新，過去誰會想到在自由的國度中想呼吸到自由的空氣竟會是這麼不易，唉！

迫不及待地與老公聯絡告知我抵達後的情形，他們也在今天結束居家隔離，他問我：「我可以看到妳嗎？」我說：「好像不行。」一陣沉默後他也不再多問，真是內斂的老公。近傍晚他幫我帶來電腦、CD及一些水果，讓我可以盡快將一些資料做整理。九點多我就被綿綿的睡意侵襲，封院後第一次不需藥物幫忙就可以入睡。臨睡前還是打了通電話給小艾，得知她拉肚子一次，但無發燒，我決定將此訊息轉給陽明吳護理長請他多關照。

五月五日（第十二天，再重算第二天）：失去的地平線

一早醒來已是七點左右，中間雖有醒來但仍再入睡。環顧昨天未仔細觀察的房間，我要在這裡呆上十四天，約四坪大的房間有獨立衛浴設備、有冰箱。心理仍擔心陳治療師的感染途徑及我們的危險機率，小艾及邱治療師的危險率較高，不知她如何？從新聞上知道陳治療師轉送台大，稍稍放心。但卻聽到楊妹妹（八病房書記小姐，從我進入「和平」服務後認識到現在，一位那麼熱誠活潑、多才多藝有熱心的女孩）病危，心裡眞是萬般不捨，可是我還是習慣用隔離來處理，只是院長室林小姐打電話來時聽到她哭起來，我也忍不住哽咽地說，難過無法送她最後一程，唉！我們眞的需要在事後進行憂傷團體治療，太多的難捨、不安瀰漫在每個存活者的心靈。（不過下午發現這是件烏龍事件，妹妹雖然還是危急，但已較穩定，老天爺求求祢幫助我們『和平』！）。正在思索時，忽然看見窗台飛來一隻長尾白頭的小鳥，它一點也不怕生，在窗台上跳來跳去，好不自在！

我心裡一下子雀躍起來，這才是自己要的人生，沒有恐懼、沒有猜忌、沒有不

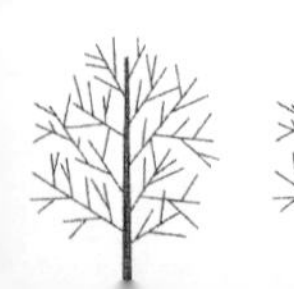
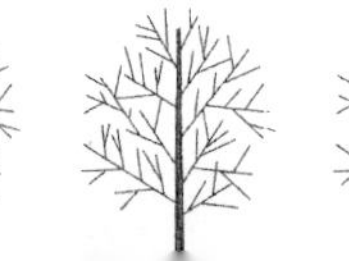

安、沒有分別心、沒有僞裝、沒有權勢分贓，只有怡然自得、只有互助、只有祝福、只有體諒，眞誠善良充滿每一個人，這個情境應該是可以存在的，它絕對不是《失去的地平線》。

下午小歇了一會兒，聽到外面的訊息說（報紙上及電視新聞中均有報導）：「葉金川顧問責備院長室及精神科」心裡有些難過，但我想一切等事件過後再說吧！這一場封院災難要怪的人太多了，「和平」付出了代價，相對整個國家及社會不也如是嗎？是什麼源頭流竄出這麼多的死角？眞的只有「和平」會如此嗎？是冰山一角？還是單一事件？其實我對整個醫療環境並不樂觀。

五月六日（第十三天，再重算第三天）：祈求上蒼賜予智慧與仁慈

昨晚在整理資料，結果一晃眼竟然已深夜一點多，最後還是吃了半顆stilnox助眠劑。今早七點起床精神很好，健康眞的是福分，我們也應該將此福分迴向給現在生病的人。昨晚老公幫我帶來煮水壺、我最愛喝的春風茉莉茶及茶組，解了我的癮，眞幸

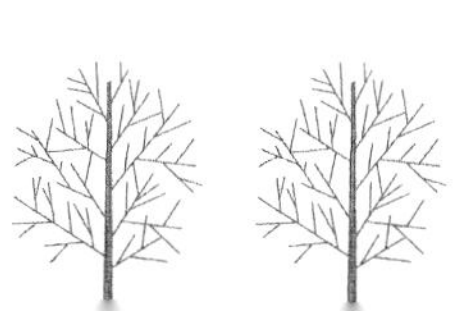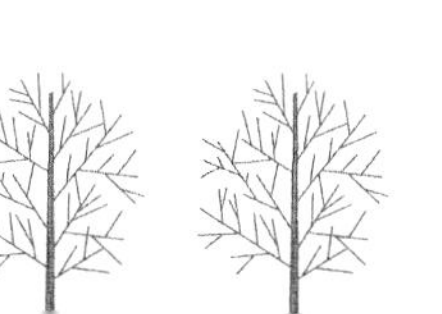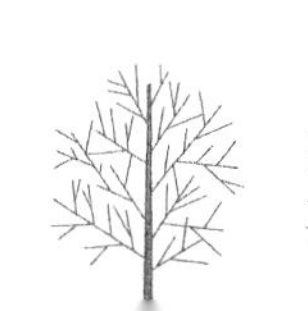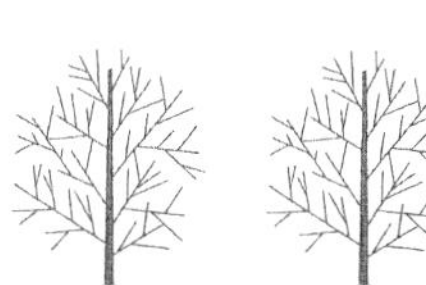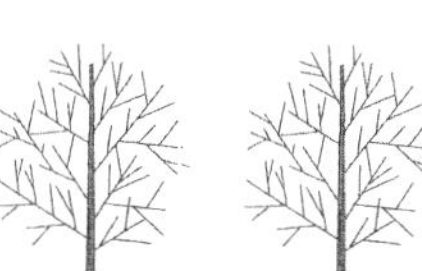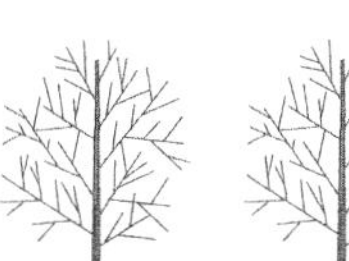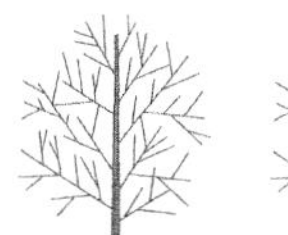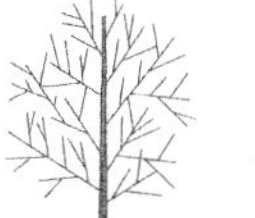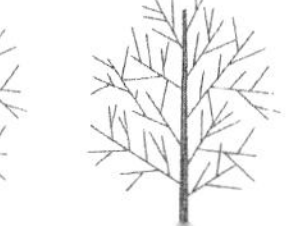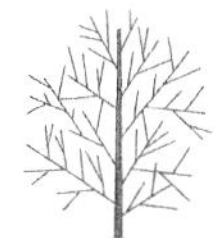

福！算算距第一天在醫院隔離已整整十三天。這段期間，起床時發現是三十六點八度就會緊張起來而多量幾次體溫、只要聽到有同事發燒自己也不由然地發燙、心跳加快起來。現在已經不需這樣的心驚膽顫了，一人一間的隔離雖然沒有了人際互動，但相對也多了獨立的時空，不會因他人發燒而再延長隔離期，當然也不會因自己發燒而影響到別人，罪惡感與不信任遠離而去的感覺眞好。「孤獨」、「沉寂」對較依賴的人或許會較困難，但現在這種情形也少了，畢竟人手一機仍可與外界交流。「自由」不是爲所欲爲，是種責任；「孤獨」讓自己能眞正面對自己的內在，也提供機會讓自己釐清困惑。

十點多去做運動，流了些汗，全身舒坦多了，回房洗個澡，想想乾脆來敷個臉，結果林小姐及爾雯分別來電、大直的游老師也來電，都是校園中個案的問題，一一給予建議後，覺得自己雖被閉關，但似乎並未隔除世緣，那些連結的關係並未因時空而轉變。

聽到房外的蟲鳴鳥叫聲，走出陽台一眼望去，一隻綠色及另一隻黑色的不知名小鳥在枯萎的枝頭上跳來跳去，並不時發出嘰嘰啾啾的聲音，多自由自在！

晚間新聞報導璩副座再度因發燒住進仁愛醫院隔離病房，心裡的擔心又再度燃

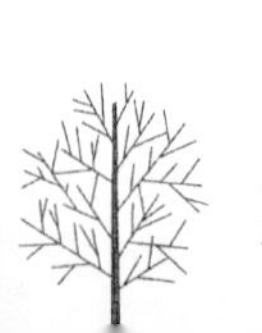

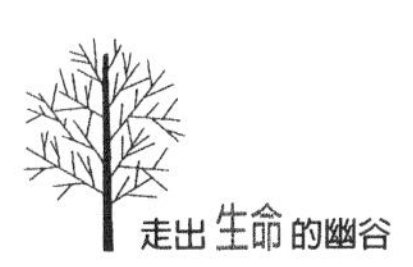

起，想想第一線工作的同仁豈不是無時無刻活在這種恐懼之下，這種恐懼害怕讓人起雞皮疙瘩、這種莫名的不安讓人有強烈的無力感。祈求上蒼原諒我們的不是，賜給我們智慧與仁慈！

五月七日（第十四天，再重算第四天）：外面的陽光好燦爛

這天約六點就起床，好似與未被隔離前的生活秩序漸漸接續起來。同事蘇○敏在我漱洗時打電話來，告訴我她在昨晚被安置於國發中心，但一夜未睡，害怕一個人關在一間臥室裡，她無法忍受這種孤獨，我建議她將情形告知負責管理的婦幼醫院後，再與她聯絡，並與國發中心的負責人陳主任接上線，告訴她一些降低蘇小姐恐慌的因應策略，如在陽台放張椅子、對間同仁常到陽台與她談談，如此或許可以協助她減輕壓迫感。危難中同仁攜手共度困境的無私無懼，偉哉「和平」人！

外面的陽光好燦爛，我等一下要去曬曬太陽讓紫外光殺殺病毒，畢竟保持健康是首則。

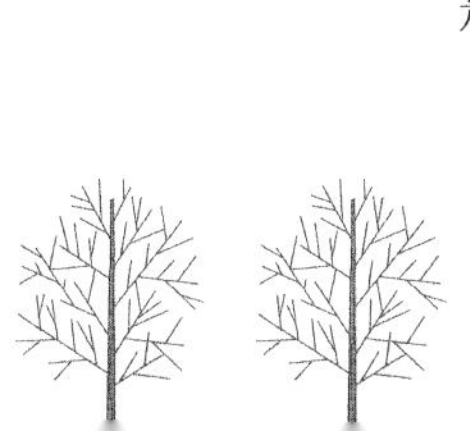
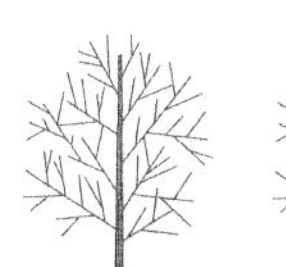
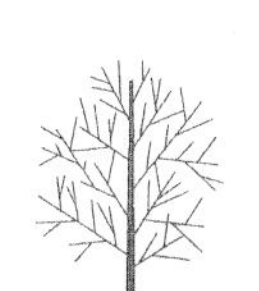
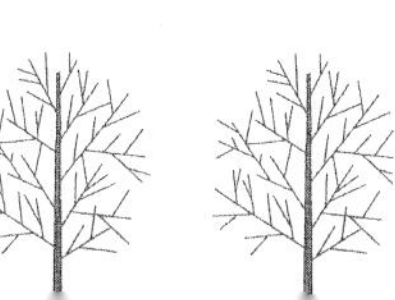
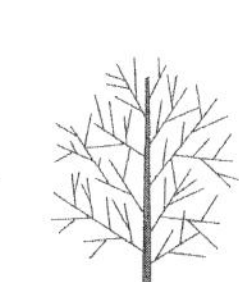
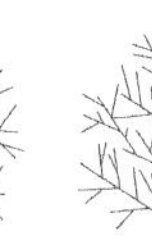
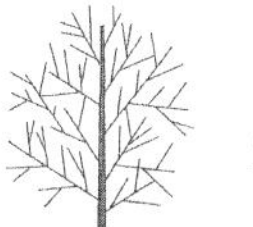
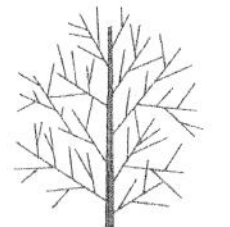
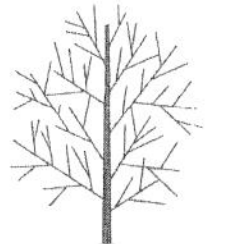
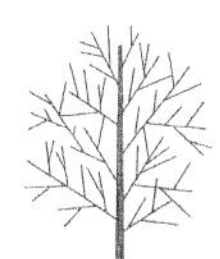

不久婦幼醫院醫師打電話來，了解○敏的狀態後決定盡量安排她到基河國宅以免她的恐慌及幽室恐懼症發作。下午忠孝醫院劉心理師來電稱同事○豪在公訓中心拒絕與她們溝通，且於五月一日時在公訓中心情緒激動，經溝通方知是因朋友送他的酒被查禁，且送到的物品被拆開稽查，這使得○豪非常不悅，覺得未被尊重。經由電話輾轉與忠孝醫院柯副座聯絡上，他的口氣仍很堅持，他無法理解在封院中工作賣力的○豪，其實內心早就已經醞釀了很多憤怒、無奈與不安，以致離開後到公訓中心隔離時才會對一些事物有強烈需求，再加上又遇到物品被檢查，於是找不到情緒出口的他，這回就借題爆發出來，以致一發不可收拾。柯副座爲了整體隔離處所的安全則採取斷然措施（怎樣的斷然措施？）唉！這場SARS抗疫中，在隔離時的被鄙視及不尊重才應是我們最核心的創傷。

聽到這些事也讓我百感交集，想想創傷後療傷止痛的這一條路不知還要走多遠，這其中不知還有多少荊棘會刺傷大家？有人把我們當負擔，有人把我們當宣傳工具，有人把我們當垃圾（不可回收須立即焚毀），有人把我們當英雄，有人把我們當菩薩，但也有人把我們當魔鬼，這中間有太多的投射在我們身上，想想我們「和平」的同仁們將如何來因應這漫漫長路？如何來承擔這麼多的情緒與要求？

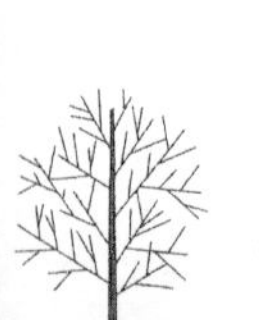
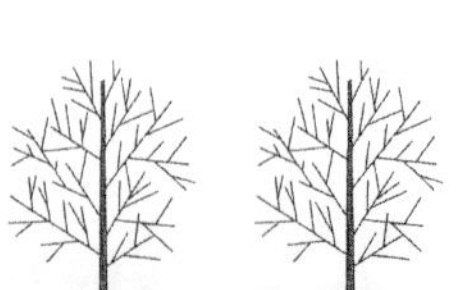
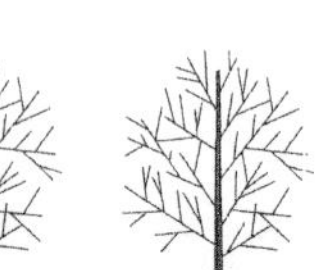
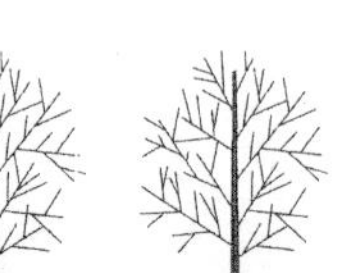
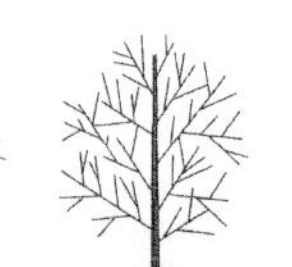
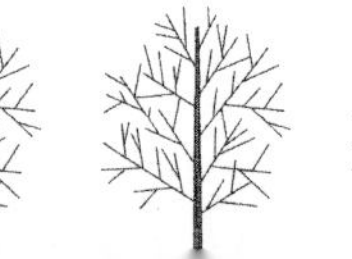
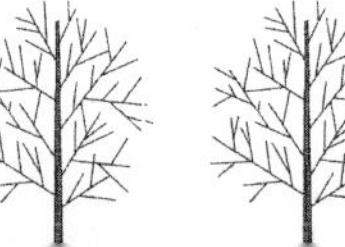

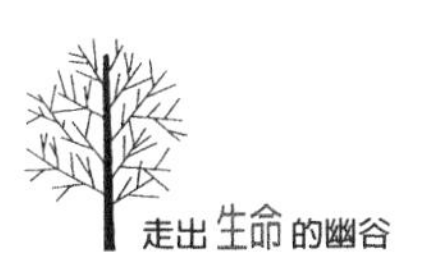

處理完這事件，讓我宛如洩了氣的氣球，自許是高智慧的高層人士是否食得人間味？台灣的人民什麼時候才會學得「尊重人權」、「權力的傲慢」什麼時候會離開？「謙卑」、「仁慈」、「寬容」、「智慧」何時才會在決策者及人民身上看到？

五月八日（第十五天，再重算第五天）：學習對大自然謙卑

山居歲月已第五天，昨天與院方聯絡，了解三位就輔員她們可能會被安置之處後，總算鬆了一口氣。昨晚因空總呂醫師來電，告知昨天下午在台北市立療養院（以下簡稱市療）開會時，他在提出問題後所面對的無力感，我也僅能嘆氣。聯絡吳科長後再與李明濱理事長聯絡，希望精神醫學界能有先見之明設置精神科之收治病房，呂醫師說松山醫院不會排斥，但醫師人力不足，不知該如何解決？

本已準備睡覺，可是腦海中思潮不停湧現，再起來寫下「建碑運動」。今天新聞說邱局長的父母認爲他的女兒是再世媽祖，怎會如此？心裡的怒火無法平抑，原本以爲自己應該是沉澱了，沒想到還是那麼易被勾起憤怒。

近午時分下起雨來，昏暗的天空讓人覺得氣壓好低，天涼了，心裡也因馬市長欲將「和平」轉為SARS專治醫院而沉重，我在思考一個兒童青少年醫師能在一家號稱SARS的專責醫院中做什麼？未來若要轉他處服務該到哪裡？或許我應該好好準備考博士班，為自己未來重新規劃了。

馬市長的攝影官發燒隔離，他卻宣布他不須被隔離只須戴口罩，這是哪門子的規定？真是只准官家放火不許民家點燈！

我一直對績效制度採取漠視方式，主要是因為知道自己不可能賺得比別的醫師多，而自己又那麼堅持那要命的自以為是的專業品質，如果一比較一定會讓我生氣，所以一直以來均採取漠視的方式，出事後才聽到原來院長的薪水是以院內醫師績效獎金前五名的收入總和平均值乘以一．五倍，副院長是前十名收入總和平均值乘以一．五倍，而顧問醫師是前十五名總平均值乘以一．五倍，知道後心裡的難過真是難以言論。醫師的天職、醫師的倫理、醫師的專業真的淪喪到這個地步了嗎？常常我會很不解為什麼有些人要費盡心力去爭院長、副院長的位子，我這個區區的主任都已經忙得昏頭轉向了，他們怎麼能這麼勇往直前？原來如此！什麼時候醫療的專業已經淪喪至如此商業導向？公私立醫院在一些所謂經營管理專家的設計下，加上健保的論量計

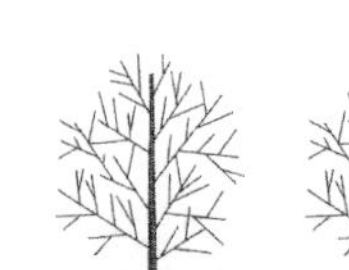
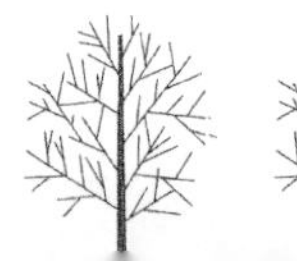

酬，醫療環境怎會不被扭曲？

紛亂的訊息一波又一波地襲來，我的思緒竟是這麼地混亂。人啊！這幾年來大地已對我們發出許多的訊息——921、331、林肯大郡、土石流，再加上這次的SARS等，什麼時候我們可以開始學習對大自然謙卑？什麼時候我們可以開始知道自己的渺小？什麼時候我們可以開始認知自己的無知？什麼時候我們才能學會習互相疼惜？這幾年台灣瀰漫了太多的恨與分裂，希望這次「和平」事件落幕後會讓「福爾摩沙」重現，那我們和我們的子孫就有福了！

五月九日（第十六天，再重算第六天）：叫我們「和平英雄」太沉重！

還是這樣的粗暴，要「和平」員工在隔離結束後，休息三天即回「和平」工作，到底回院的我們要做什麼？以後院方整體的方向是什麼？我們這些非專業感染控制的員工未來要何去何從？「和平」的整個環境是否已適合工作？「和平」人在此重大創傷後身心該如何平復？於是我和楊醫師、郭醫師擬了一份聯合聲明，希望各界能重視

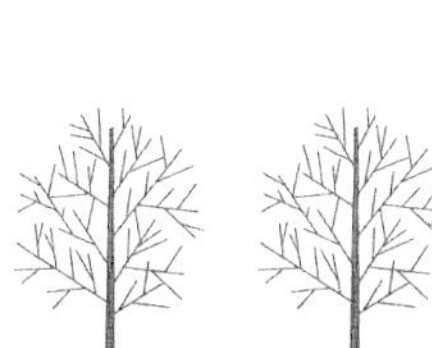
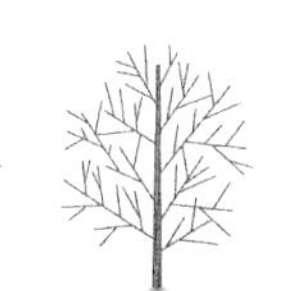
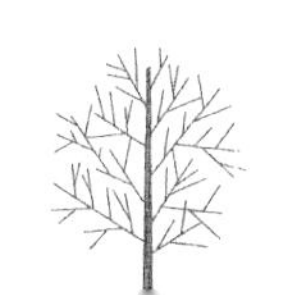
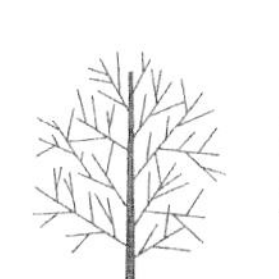
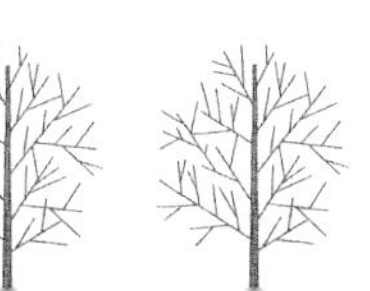
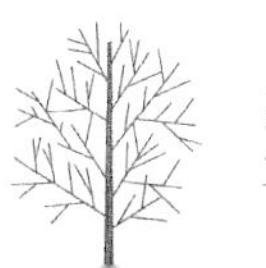
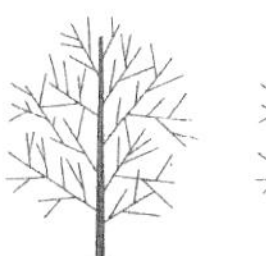
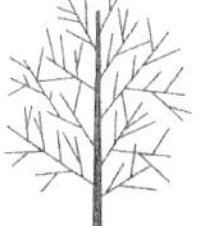

被隔離者之心理復健，而不是草率的將我們再送入創傷地。

〈請給和平醫院人員足夠的保護與照顧〉這是和平醫院三位精神科專科醫師的聯合聲明與籲求：

「不確定感」、「不信任感」再延燒，「和平」人及全國民眾的夢魘什麼時候才會結束？和平醫院在昨天完全淨空（二〇〇三年五月八日）了，一切似乎落幕了，似乎要開始檢討誰該負責了，這讓這些長官及媒體又陷入了另一場嗜血戰。「和平」員工被要求在隔離結束後第三天就須再回「和平」，且不准請假。整理好和平醫院後，隨即要再加入抗SARS的戰役。

套句馬市長說的話，這是一場「防疫作戰」，戰役的勝負其中很重要的關鍵因素是「戰力的保存」，例如減少戰鬥人員的傷亡、維持戰鬥人員的鬥志、精密紮實的戰鬥武器及防禦，還有就是嚴密的保護措施，最重要的是維持戰鬥人力的良好心理狀態。不久前的美伊戰爭大家看到戰士死亡最常見的原因是什麼？友軍的誤擊！軍中自己的意外事件！慌亂、不安、生疏的美、

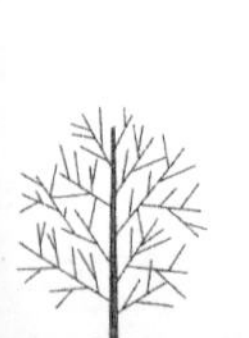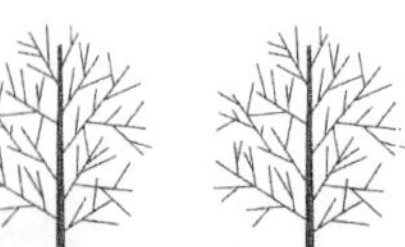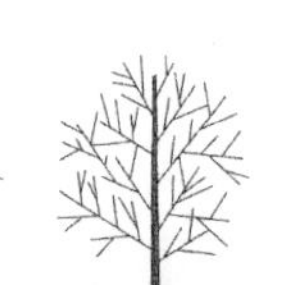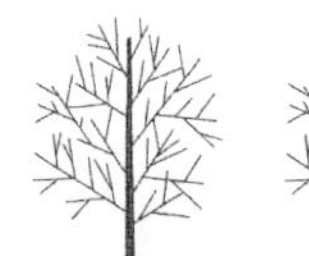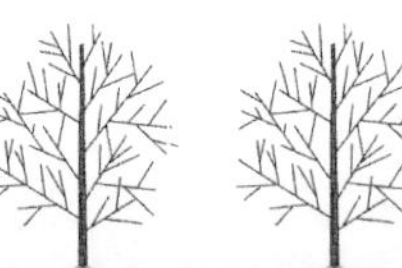

英軍隊有著最尖端的高科技武器，但這些武器卻反而造成自己的盟友死亡。

「和平」這場浩劫戰爭中，匯集了全國的力量一起對抗SARS，但是對於我們這群硬被推上前線的「和平」員工，在經過八至十四天失去自由的日子後，又將再度身陷不明的生命陷阱中。「和平」員工除了要工作還要克服心中的恐懼，若一生病就再也見不到自己深愛的家人及朋友，不是深陷其中真的難以體會那種孤單、害怕與恐懼，它不是921、不是911，那種撕裂的創傷需要時間來克服，我們走過這場浩劫，但我們仍深信生命可以是璀璨的，但請給我們時間！

如今我們正慢慢在自我修復自己之時，請給我們同理心，也請給我們選擇權，相信台灣不是共產國家，相信台北市政府不是自化於中華民國之民主之外的地方。將到SARS戰場者，請給他們足夠的保護與照顧、專業的配備、完整的標準作業流程（SOP）整體的規劃，勿使我們再受到二次傷害！不要一味地散播「愚勇」、「無知順化」的英雄迷思。昨天兩位投入「和平」戰役的志工發燒後，長官們是否曾深深檢討？不要老是魯莽的讓非專業、沒經過訓練的人投入這麼需要專業的戰場。

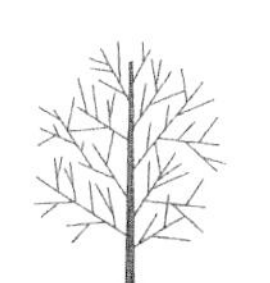
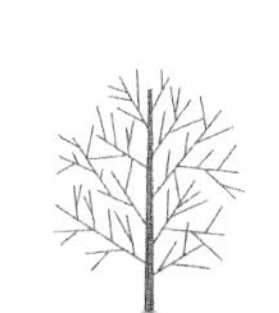
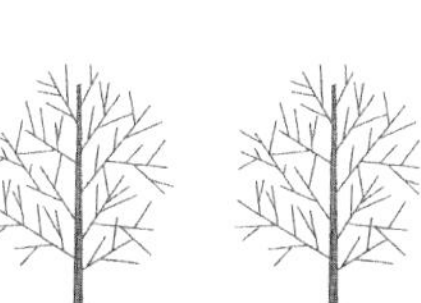
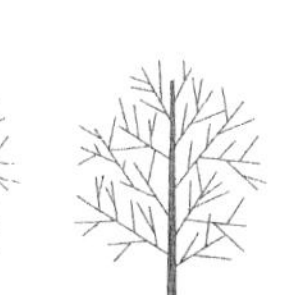
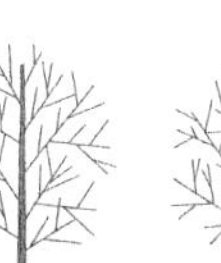
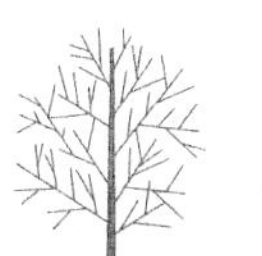
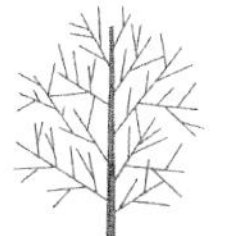
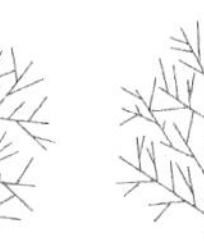
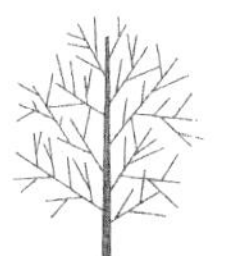
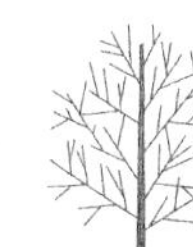

「請尊重生命的可貴！」

不要學習北京七天建一所醫院，那是個笑話；不要再在專業人力尚未成軍、專業設備尚未建構完成時，再次將「和平」的員工推上戰場，那會產生嚴重的「戰場耗竭症」。「從哪裡跌倒，從哪裡爬起」這是精神喊話，當大家的生命與人權被少數人踐踏時，大家是否有考慮到「和平」的員工會有多少人產生「創傷後壓力症候群」？有多少人會因這場浩劫而減少「生命力」？有多少「存活率」？這場SARS及「和平」創傷事件，讓我們這近一〇〇〇多人的生命熱忱受到多大的傷害？這些心裡的創傷早已如肺部纖維化般在侵蝕我們，大家請不要再用「英雄」、「金錢」、「勳章」等法西斯式圖騰來建構我們的同仁。

建立SARS專責醫院前，是否考量過這次事件中錯失了什麼？是否為經歷這場浩劫後的員工提供了什麼樣的心理復健？長假？外調？內部工作調整？有對醫護及行政人員進行身心健康照顧及評量嗎？對特殊員工，如：孕婦、單親家庭、弱勢族群（如：智障、精障、其他障別等）的照顧者、創傷後壓力症候群者，您們怎麼安排？已無心力在醫療崗位上繼續工作者您們將

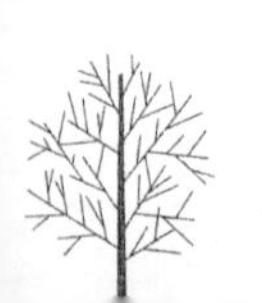
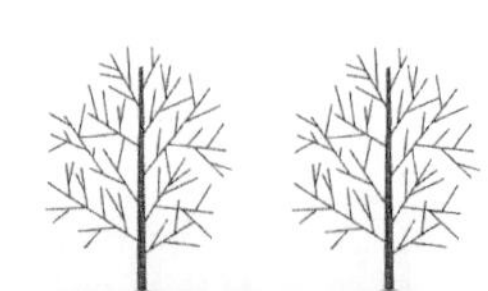
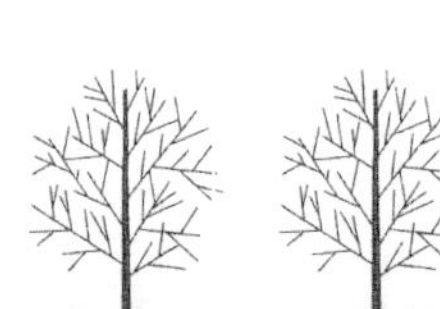
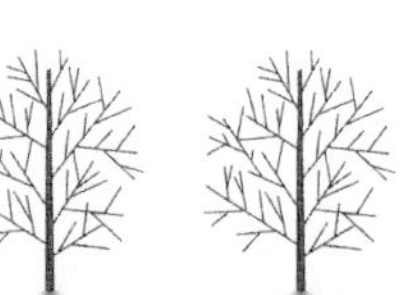
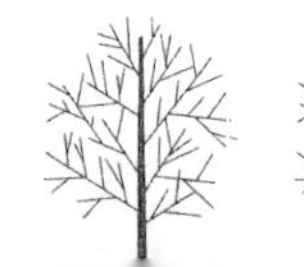

會怎麼對待？

我們是公務員，但請不要忘記我們也是「有血有肉的人」，浩劫後生存者的創傷，誰來關心照顧？浩劫後逝世者的家庭誰來復健？不要把人簡化到剩下「金錢」、「英雄」、「責任」，我們不想當「再世媽祖」，我們只想好好當個「社會人」。

「存在」的價值應該是快樂、和善、自信、創意及堅定。這場浩劫把他們全部帶走，請給我們時間修復，我們的下半輩子仍需要他們！

和平醫院精神科專科醫師 李慧玟、楊志賢、郭雅君

二〇〇三年五月九日於母親節前夕

聲明寫完後，與兩位醫師在看了好幾遍後，還是決定發出內心最眞誠的呼籲，希望主事者能聽得進去。但寫完聲明後情緒卻莫名地往下掉，開始對自己留在「和平」的未來充滿了不確定感而害怕，坐在房間外陽台的椅子上，冰冷的感覺瀰漫到全身，

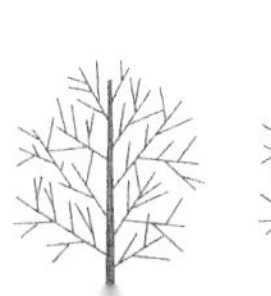
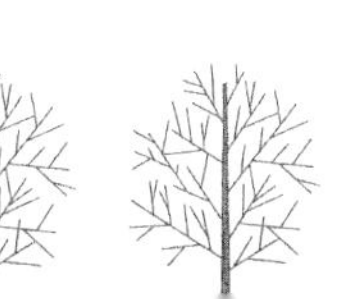
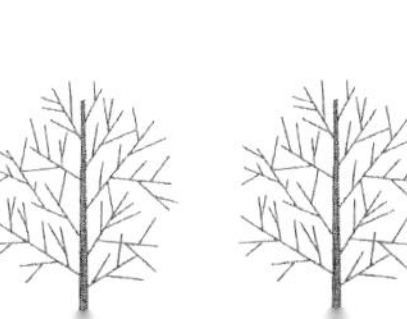
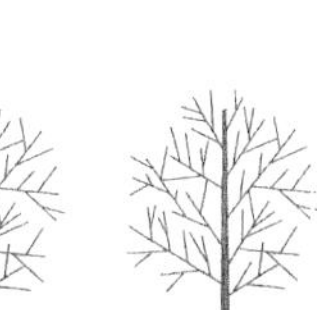
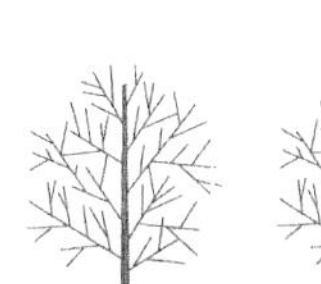
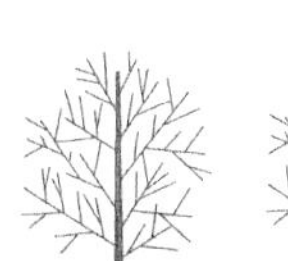
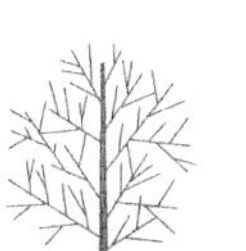
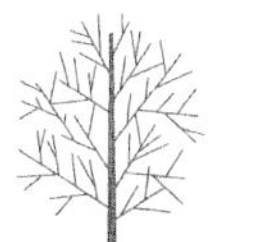
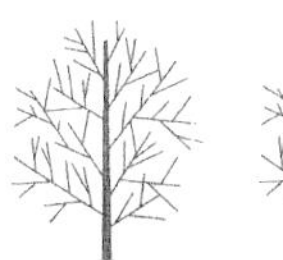

莫名的慌亂讓我害怕，於是開始想到自己是不是該轉往其他醫院服務？但又想起曾發出想轉陽明醫院的訊息，但卻被主任迂迴地回絕了。心裡難過，但也能理解許多的問題不是他能解決的。

下午，再與目前在公訓中心的○豪聯絡，他情緒穩定、說話很有條理，讓我放心多了，衛生局李股長也來電關心○豪的狀況，告知他目前尚好。社區心理衛生中心杜先生來電，我希望他能趕緊聯絡許文耀教授及吳英璋教授，共同呼籲如何幫「和平」人心理重建。

緊接著是民生報正修來電提到將報導隔離中的母親節如何度過，一談到隔離期間所碰到的事情不禁一陣鼻酸。聽到新聞說邱淑媞遞辭呈而馬英九慰留，心裡想他怎會讓她走呢？晚報登出我們的聲明，看到中晚及聯晚都有刊登，也接到年代中天的採訪，心中不免有些忐忑不安，深怕秋後算帳，但誰能瞭解我們呢？真如維克多．法蘭可（Victor Frankl）（註三）所說：「浩劫餘生的人常說：『我們不喜歡談過去的經驗，身歷其境的人不必多費唇舌來解說；而無經驗過的人不會了解我們當時與現在的感受。』」生命裡倒底哪些是損失？哪些是無可挽回的？在這十六天中從疑惑、害怕、擔心、憤恨，交織成如夢似幻的場景、五味雜陳的情緒，深怕會被它打倒。但終究如

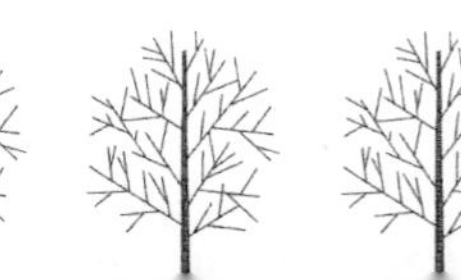

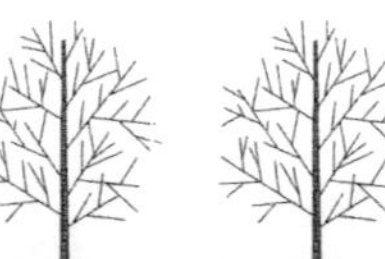

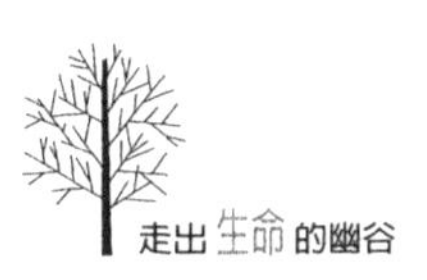

尼采所說：「打不垮我的，將使我更堅強」。

吳英璋教授要楊志賢勸我們先不要發表聲明，但我們還是發出去了！而今天又聽到許多政府對「和平」未來的決策，還是草率？還是獨斷？眞不知道她們什麼時候會眞正成長智慧。

註三：Viktor Frankl（1905～1997）維也納大學神經暨精神病理學教授創立意義療法，也稱維也納第三治療學派。猶太人，納粹時期全家被關進集中營，除了妹妹與他之外全死於毒氣室。

五月十日（第十七天，再重算第七天）：不一樣的母親節

又是一個週六，昨晚及今晨的早報均登出我們的聯合聲明，總希望上層眞的能理解。剛剛李明濱理事長及張玨老師來電，希望他們能攜手合作建立心理及精神衛生工作，理事長已與衛生署吳科長開會討論出建立精神科病房收治疑似SARS個案的方法，

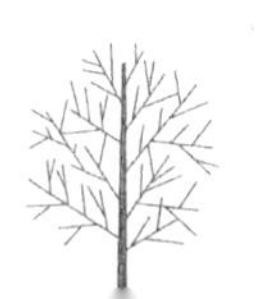
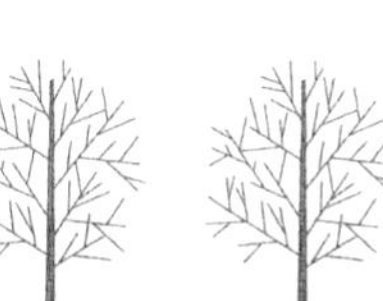
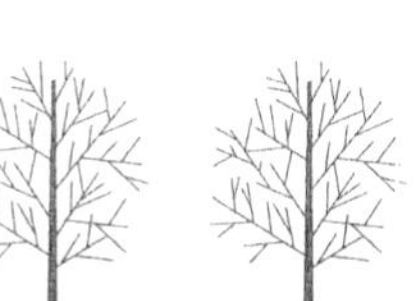
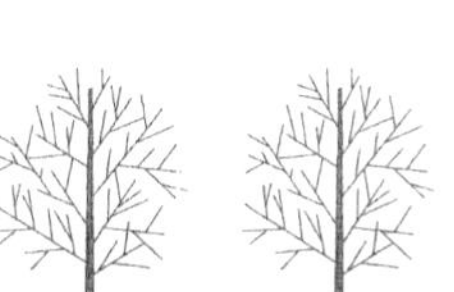
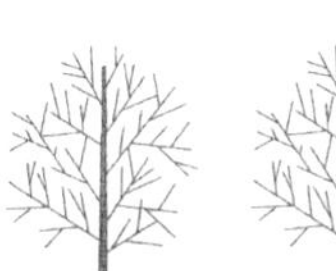
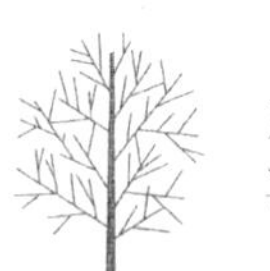
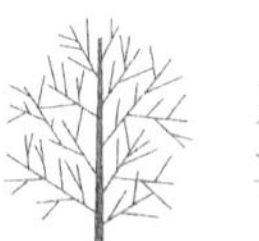
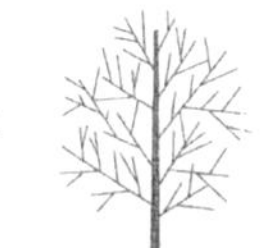
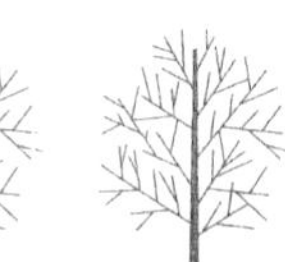

也想以簡易憂鬱量表加上需求之問卷調查，讓被隔離的員工們填寫，以便收集大家的需求及初步精神健康狀態提給上層參考。

明天就是母親節，還剩七天就可以回家，但未來的路要怎麼走？徬徨！

下午，吃完老公帶來的壽司，看到他好高興！也高興明天還可見到兩個帥哥兒子，What a different Mother's Day！

下午馬市長送給大家一袋禮物及一封信，看了信只能感嘆長官對於創傷後之心理復建有了皮毛認知，我想或許須責怪心理及精神衛生學界在心理衛生推廣及需求的努力仍然不夠。從許多點點滴滴的剪貼中，都可以看到此事件前、中、後的過程中均有許多錯誤及非專業的處理，眞希望「和平」事件眞的能讓許多人成長。

盡量不看電視讓自己心裡平靜許多，雖然有許多的不確定仍在局長與市長間不停拋出，也仍有院內高層人員繼續狐假虎威，但我盡量讓自己專注在準備博士班考試的事上，希望能pass，畢竟這個生涯規劃是既定的計畫，雖然還是不太能靜下心來，但不能放棄。

今天有點燥熱，坐在陽台的椅子上，屋外吹來暖暖的風，泡上一壺茶把電腦打開來播放CD，靜下心來看書吧！外界的紛紛擾擾讓它變成塵埃隨風飄遠，讓自己回到自

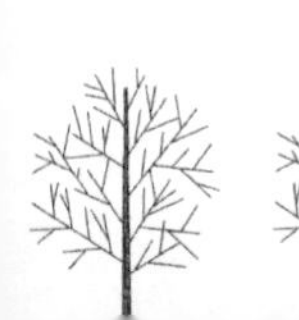
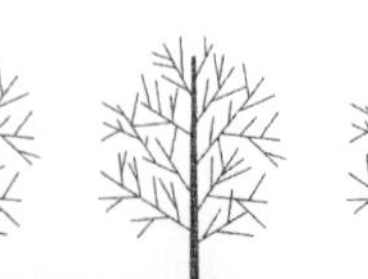
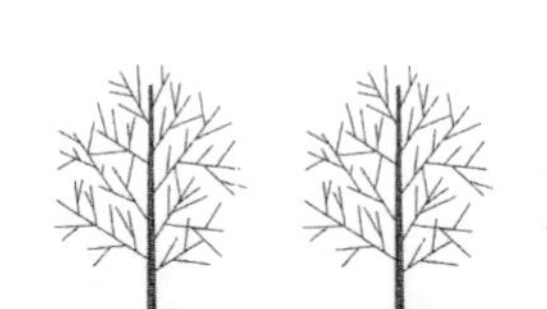
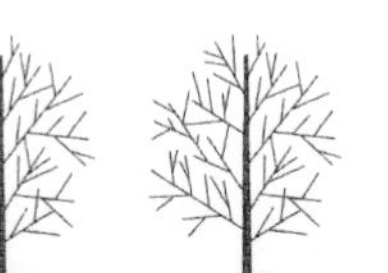
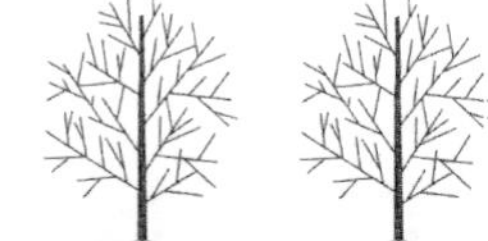

我的內心，照顧自己吧！我眞的靜下心來了，今天看書的進度有些進展，不錯！

五月十一日（第十八天，再重算第八天）：我摯愛的三個男生帶來一束鮮花

今天是母親節，六點就起來，天氣不錯。想著老公、兒子們、想著……。衣服換來換去（雖然只有三、四套），還眞的有點活似新嫁娘般興奮！

家人在九點不到就來到至善園，我找到一個可以看到彼此的角落，蹲在那窗戶旁，看著我摯愛的三個男生，他們帶來一束鮮花，一些我喜歡吃的食物，還有一張卡片。用手機換來換去地與我說話，眼角不時打轉的淚水不知他們是否看到？大概是半小時左右吧，他們回去前兒子說：「不要再回去上班了！」，那種焦躁不平的語氣在我腦中不停地迴旋，唉！

昨天聽說只要隔離十天即可，但卻一直未被正式告知。一牆之隔的自由天地裡，有白頭黑身的小鳥、翠綠的小鳥、蝴蝶……，還有桃紅的扶桑盛開著，陽光照著它們讓它們的色彩更燦爛，身子還隨著清風輕輕搖曳，何時我才能遠離這道牆，走到陽光

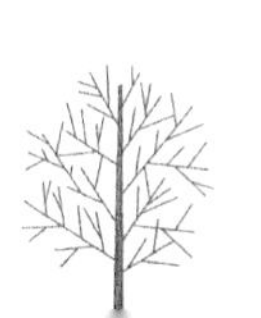
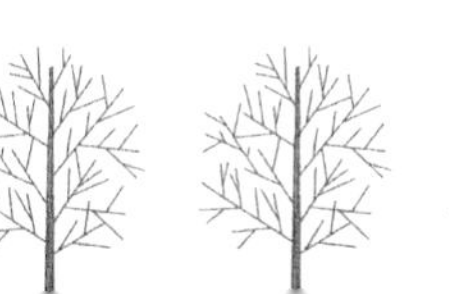
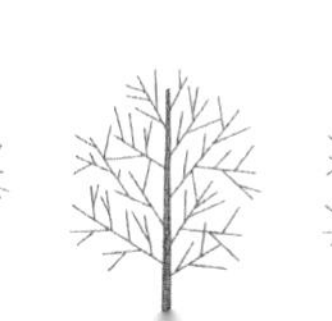
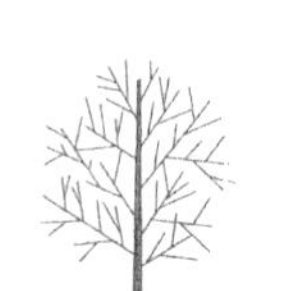
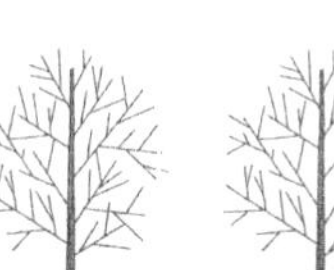
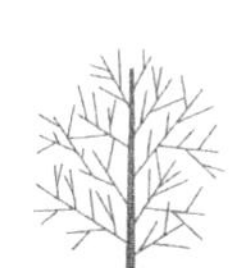
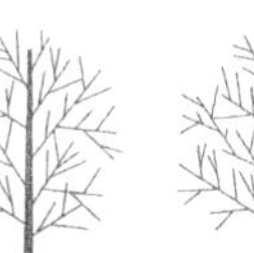
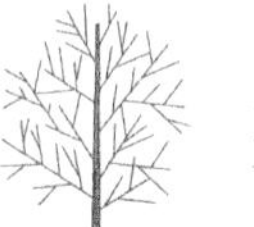
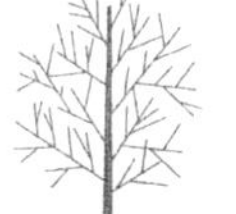
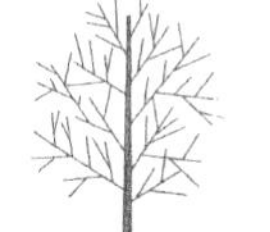
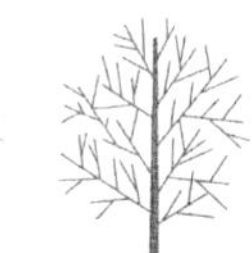

下任陽光恣意地照射，陽光的揮灑會把皮膚曬黑，會讓人出汗，但管它美不美白、管它熱不熱，只想讓自由的空氣在心裡無形的牆邊停滯。

早上無意間看到一部西片Defending Your Llife（中譯：《陰陽界生死戀》），中間有一些情節與這次的「和平」封院事件還眞有點相似。下午接到○豪來電告知他們已結束隔離回家，電話中他輕快地述說著自己的情形，也不停地感謝、關心我何時可以「出關」？

算算應是隔離十天了，那麼我們應可在十四日回家。接到阿燕、念華、莉竹打電話來祝母親節快樂，小弟一家也來了，帶來大悲水及大妹託來的五味子茶，很酸，但我還是喝了；也接到院長夫人的電話，先是祝福母親節快樂，但也似乎想幫院長找些後援。與內科蘇醫師聯絡，確認她已回家，談到這次事件他也是受創很多，許多細節更是不勝唏噓，看來長官還是很刻板地要我們聽命上級，有些人的智慧還眞的成長得很慢。

五月十二日（第十九天，再重算第九天）：憂喜摻半的心情

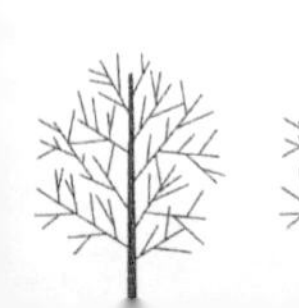
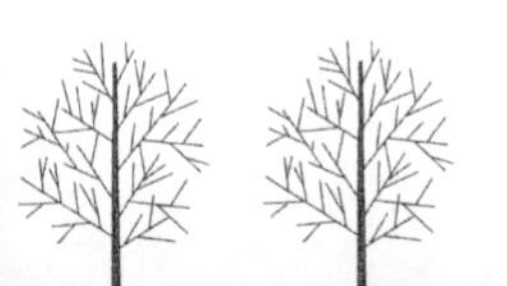
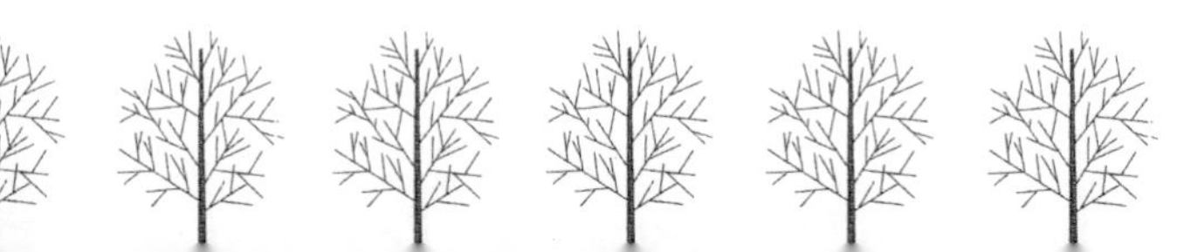

一早起床望到那束花，心裡頓覺一陣溫暖。昨晚Luke及Merling（我在密西根大學附屬醫學中心受訓時的指導教授與他的夫人）來電，當知道「和平」封院後，他們急著找我很久了，但一直到昨天才知道因為電話中多了一個「0」而無法撥通。昨天下午家人來看我，我那二兒子還脫口要我不要再去上班了，這個孩子真是性情中人，難為他們了！再回那個不確定的工作環境確實會讓人不安，但是我們家的經濟狀況卻還不允許我現在就退休，畢竟兒子們還須求學。

中午看到公告，明天早上要分批進行抽血及胸部X光檢查，若無異常即可回家，看到後一則以喜一則以憂，那種不確定感又再度燃起（會不會臨節骨眼時發燒而被送走？）尤其在終於和先生、小孩見過面後，期待能快快回家的情緒落差，以及家人會不會受到不好消息的衝擊等等……。

五月十三日（第二十天，再重算第十天）：重返家園

將近六點起床，我的心情仍是忐忑不安，想著八點多就要去檢查，我會不會被留

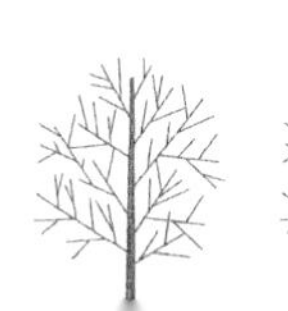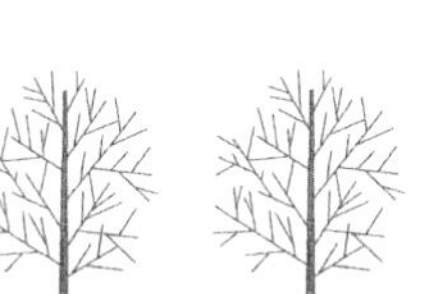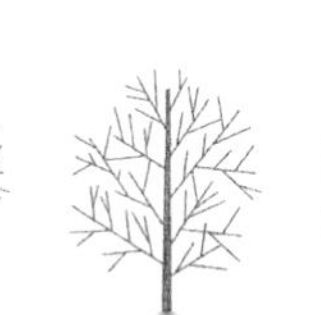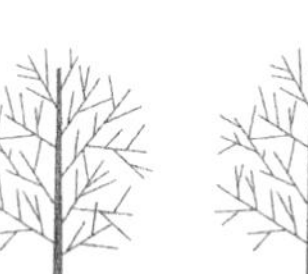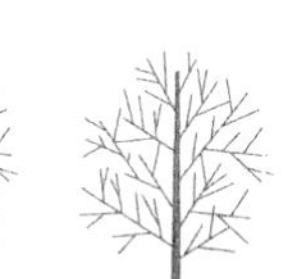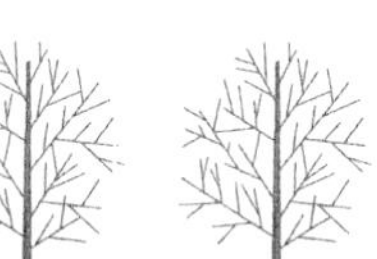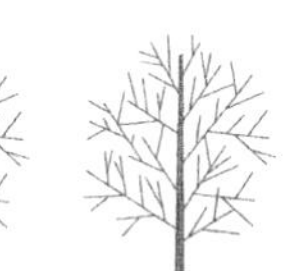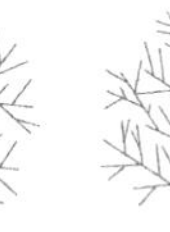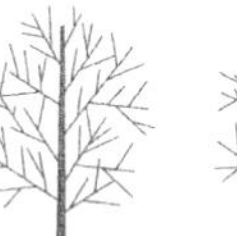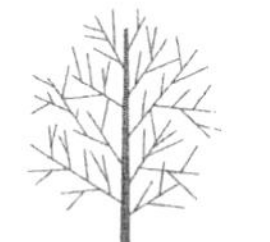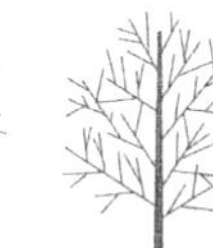

下？會不會證明我有感染？會不會告訴我將來就要像世界知名的公共衛生實例傷寒帶原者瑪莉般被丟置孤島終其一生？會不會老公不來接我？……。越想越多越不合情理，頭腦都快爆炸了，看來我真的已出現PTSD（創傷後壓力症候群）了！

七點四十分，時間過得眞慢，量了溫度三六．四度。正好在陽光室碰到楊醫師，向他提到衛生局告知有位他的病患自殺。他知道是他的個案，病人有憂鬱症及酒癮的疾病史。心想這場「和平創傷」所衝擊出的社會成本實在太高了！

折騰了一上午，又是抽血又是照胸部X光，家醫科醫師全副武裝地爲我們診察，全部檢查完後載送我們回至善園等結果，一路上，大家又開始忐忑不安了，深怕任何一項檢查閃失又要繼續隔離，但另一方面又開始計劃回去要做些什麼。回到房間後不久，陽明護理人員逐一到各房間通知大家可以在下午離開，應該是喜悅吧！但竟然還是慌了手腳，在房間裡打轉幾次後，才趕緊打電話給老公，告訴他我可以回家了，電話那頭的他說：「眞的！？我馬上過去，你等我。」好似生怕會再有變卦地不肯多說幾句話就掛了電話。再次環顧房間看看有無遺漏什麼？也再次檢視行李（其實行李早已整理好，但深怕漏掉東西，也怕帶到被污染的物品回家），幾次確認後坐到床邊，一下子又想到陽台，一下子想走出房門，但又躊躇起來，唯恐會不會又出現變數？走

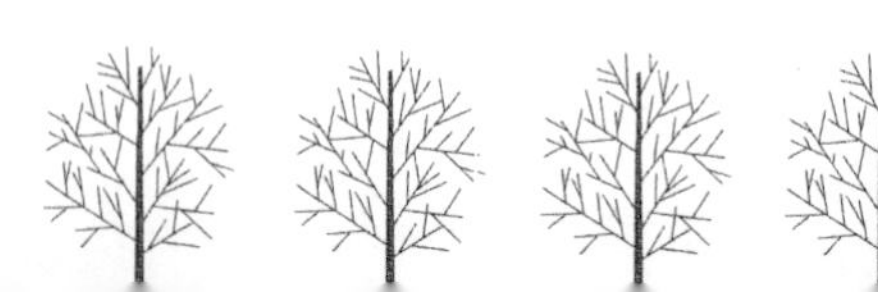

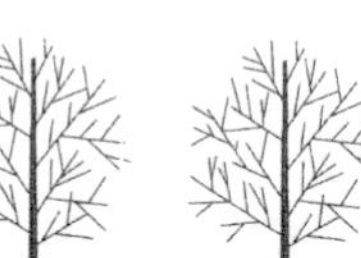

到浴室看看鏡子裡的自己，怎麼這麼蒼老？白頭髮怎麼多這麼多？臉上一點神采也沒有，或許該上點粧，但沒有化妝品，於是找來口紅天添唇色，好似稍微有精神些了，又發現臉龐有些浮腫（自封院隔離後，這種現象一直未改善），使得原來就胖嘟嘟的我更顯臃腫，眞傷腦筋！（希望老公不介意）。不過總算可以回家了，再也不需孤獨一人獨守一個房間，即便失眠也會有老公相陪，可以和老公撒嬌、可以聽兒子們說他們的青春事、可以去逛街、可以沒事逗逗小狗，也可以去買菜做菜，一家人再聚在一起眞好。在以前自由是不經心的自然享有，而隔離之後才知道自由的意義不在藩籬或警戒線，而是心中那個全然的擁有與寧靜。

下午兩點多回到家，心情上的沈重仍多，但回家的感覺眞好！出電梯看到玄關的蝴蝶蘭，還是封院前放置的那株，開得還是很燦爛。一進門兩隻小狗望著我（還好，它們還記得我），把所有可洗滌的東西均洗過，剩下的就拿到樓上花園中曝曬，讓紫外線殺殺細菌（老公說我好似殺蟲大隊般，拿著消毒劑到處噴灑）。二個兒子在家，他們還是希望我不要再去上班，眞難爲這兩個孩子！想擁抱他們，但又怕自己是否會感染？孩子似乎感受到我的遲疑，張開大手把我擁進懷裡拍拍我的肩膀（他們都好高，臂彎下的溫暖也告訴我他們長大了，已會來安慰我了）。木訥的老公只會問我想不想吃

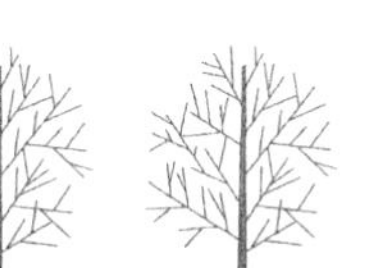
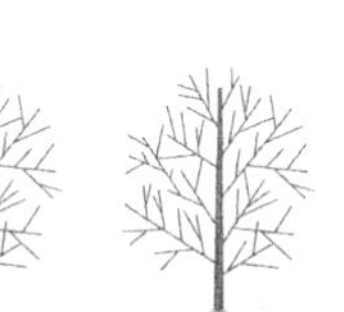
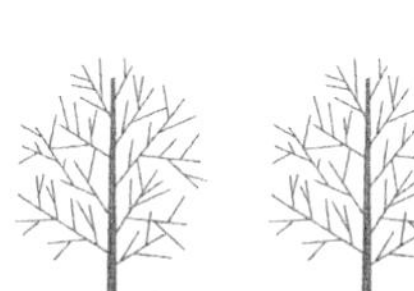
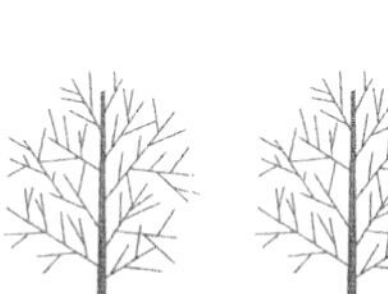
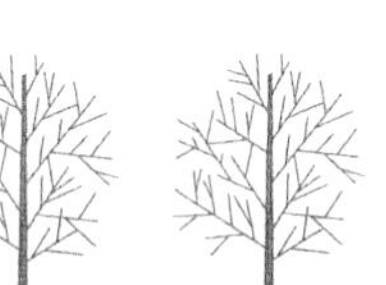
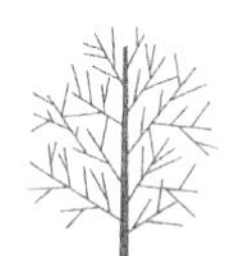
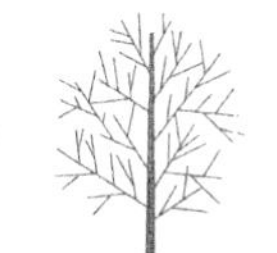

什麼？要不要幫什麼忙？兩個孩子跟前跟後或是待在房間中，好似想彌補失落了好幾天的親密時間。回頭問他們居家隔離期間的困頓，老公說：「都過去了就不要再想了。」孩子們在此次隔離期間，遭受到的委屈讓我深覺抱歉，尤其是老二正值大學推甄，我無法在家幫他準備資料不打緊，還因我而使得他無法到校準備考試。孩子說他不會怪我，但我不會怪自己呢？大學考試是多年寒窗苦讀的成果測試，面對現在這麼複雜的升學方式，我怎卻因爲不可爲的因素而缺席……，但孩子們毫無怨言地自己準備著。如果今天我不在和平醫院工作，那麼這種災難是不是不會發生在我身上？如果我不是醫師，那麼封院隔離是不是更不可能降臨在我身上？又再胡思亂想了，頭好痛！

四時左右「2100全民開講」來電邀請，我思考很久總覺得自己尚未完全沈澱，恐會有情緒化的情況出現，在多次婉拒後，世嘉來電鼓勵我參加，於是我想就勉爲其難吧。就在節目快結束時，看到藍綠陣營代表仍如此邀功諉過，一下悲從中來又說了一些責備的話……。

回家後接到弟弟電話告知市府研考單位的親戚來電，希望我不要再上節目多話，免得惹禍，聽了後我很難過，惹禍的人是誰？是誰粗暴地把一千一百多人的生命輕

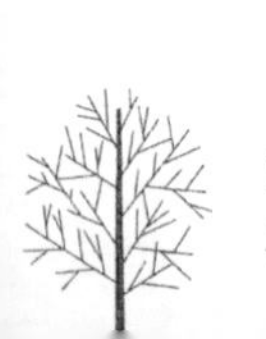

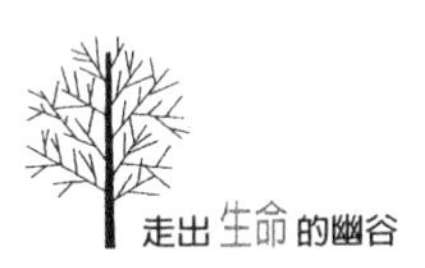

忽？是誰硬把我們這群毫無技術、又毫無裝備的人推向戰場，這活似一場二十一世紀的「印度鼠疫」殖民地戰疫的重現，我們是那群和平殖民地的印度籍醫護人員及印度的病患，那誰是英國人？

整晚無法入睡，起來寫下我的憤怒。

若「和平」創傷事件仍無法讓智慧的種子發芽成長、大家仍無法學習更謙卑地對待大地、無法學習對他人更仁慈，那麼「和平」事件絕不會是單一事件，台灣要怎麼走下去？台灣人的未來怎麼辦？

五月十四日：不停的哭泣

回家第二天，心裡的憂傷一直在蔓延，師大麗玉老師來電提到昨晚她看到全民開講（阿寧也捎來簡訊），看了也與我同感義憤填膺，她說「慧玟，你受苦了！」潰堤了！我不停地哭泣但沒有埋怨，只是覺得好累好累，整理著二十多天的信及書報，根本靜不下心來。正好這時楊（幹雄）醫師來電，聽我不停地哭泣，關心我整個情緒的

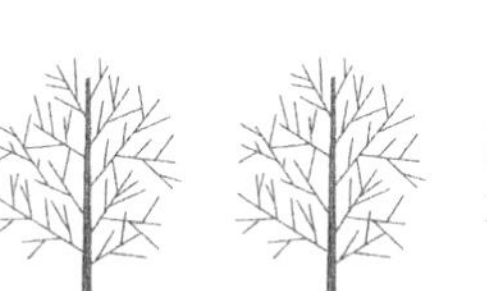
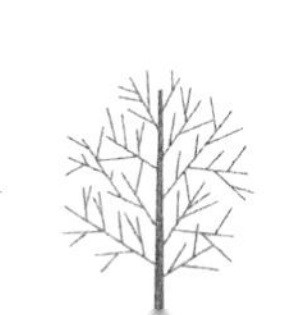
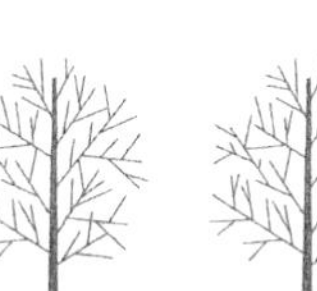
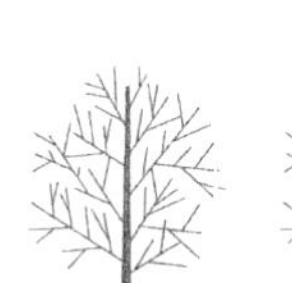
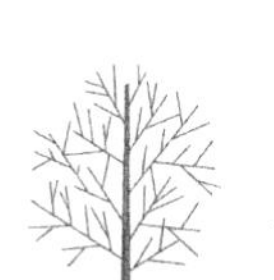
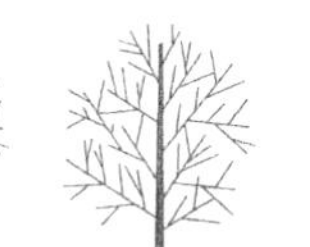
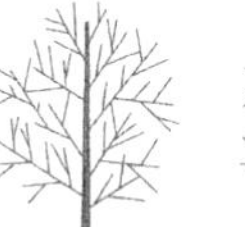
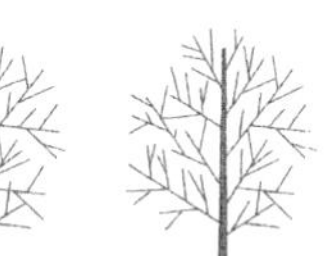

狀態，他說我的憂鬱症狀出現了，希望我能吃抗鬱劑，說話有氣無力、躺在沙發椅上動也不想動、胃部一陣一陣翻攪，李股長來電詢問如何整理精神科的業務，我是一點思考都出不來，唉！整個人已進入情緒低潮階段。從早上一路躺到下午老公回家，老公要我和他去練球時，正好華視記者黃小姐來電希望採訪，思索後還是答應了，但採訪中情緒仍是不可收拾地氾濫，不知同仁們是否也如此？我該怎麼幫他們？我又該怎麼幫自己？

下午四時多勉強自己和老公去了練習場，打打球、吹吹風、流流汗後肚子竟然餓了，我們去吃了生魚片，好幸福的感覺！但是現在還在防疫第一線的醫護人員好嗎？他們的裝備夠嗎？他們心裡安心嗎？

孩子一個上學、一個去打工，今早他們出門前我仍是叮嚀他們做好一些防護措施，也想確認他們知道如何防疫。大兒子下午回來，我和他提到想全家一起去度假，順從的他說「你決定我們配合」，我應該慶幸孩子們是這麼的貼心，想想我自己擁有的就會快樂些。

去剪燙頭髮，希望轉換心情，結果卻接到許多記者來電詢問林醫師過世的事惹得自己心煩，乾脆將手機關掉。在聽到林重威醫師過逝的消息時，心裡一陣痛，雖然與

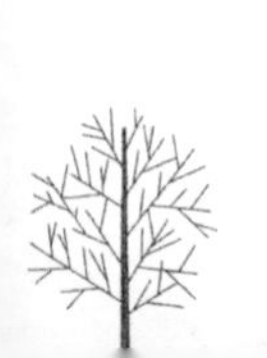
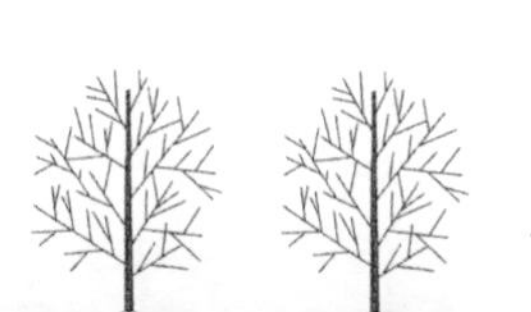
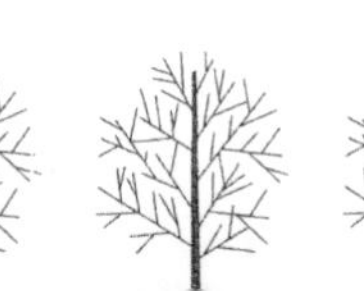
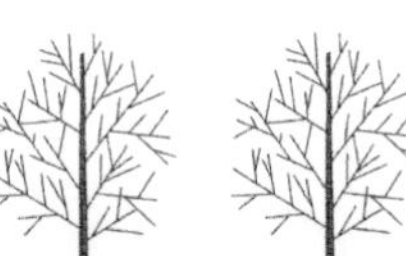
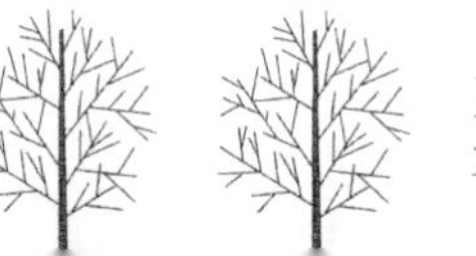
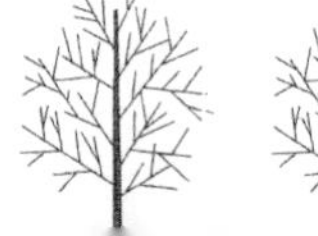

他完全陌生，但這麼璀璨的生命就這樣結束，最不願的事情仍然發生，想起自己第一年剛擔任住院醫師時不也是和他一樣衝鋒陷陣熱情無限？爲什麼老天爺要讓我們這麼痛苦地承擔失去熱血生命的沈重？

五月十五日：好久沒煮飯了！

關上手機，重新整理自己，也開始準備博士班考試及報名等相關事宜。看到自己泛黃的畢業證書，想想已畢業近三十年，從醫生涯雖不是很順遂，但這三十年來出國、結婚、生子、受訓、考專科醫師和許多兒童青少年互動，還眞多采多姿！但再怎麼刺激都沒這二十天的「和平」封院刺激。

自從民國九十年六月回國後，我就在思索往後十年的生涯規劃，對醫療整體環境的被扭曲，對自己無法妥協於社會洪流中的無奈，再加上這十年的校園諮商經驗，我想未來去教教書把多年臨床經驗與學生交流不是很好嗎？如果我想在台灣生根，我的子子孫孫要生活在這個社會，那若有機會我不是該出出自己的力量嗎？

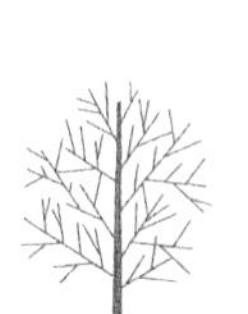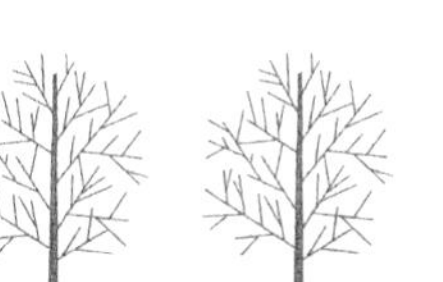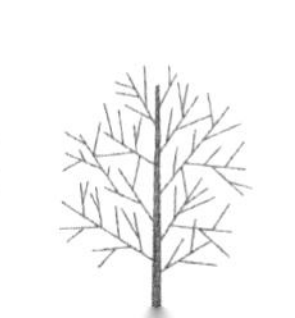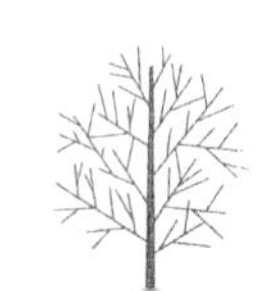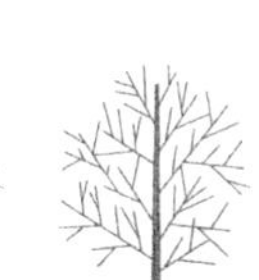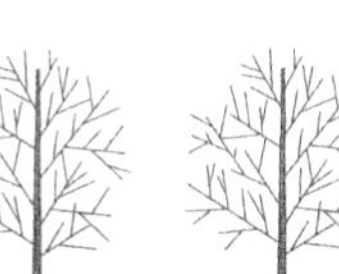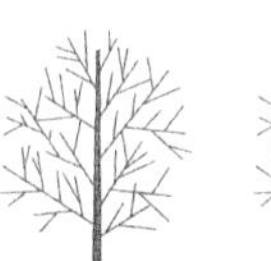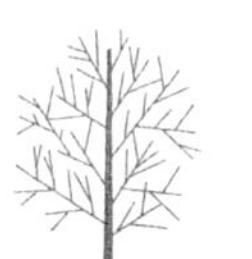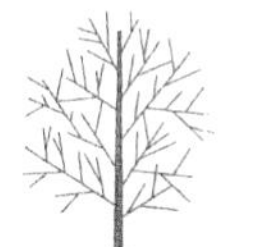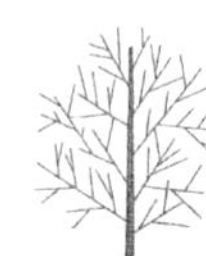

這一天在忙著影印資料、準備進修計畫、設計研究計畫，時間就這樣溜過去了，但是還是準備了晚餐，好久沒煮飯了！

五月二十二日：報到日

本以為是昨天報到，在與人事室聯絡後才確認是今天。一早到中興醫院門口就見到幾位同仁，不能說是恍如隔世，但同甘共苦這些日子以來，大家的距離確實拉近許多，辛苦但卻覺得紮實，好多人外表還是健康，但一提到要回「和平」與否？一個個眉頭就皺起來頻頻問到：「會不會是專責醫院？我們的院長會是誰？他會怎麼帶領我們？回去可以做什麼？……」，其實還是因為不確定感及對決策高層的不信任感，使得同仁害怕不安，唉！不知何時大家才可以免於恐懼？才能再重建積極向上的自我？

報到的人很多，我又開始焦慮了！告訴同仁分散座落，不要聚集！光報到就花了兩個多小時，接著被告知到六樓第一會議室等院長訓話，左等右等時間分分秒秒過去，一個多小時後才知我們在等的是最高長官邱局長，看起來還是和以前一樣尊貴。已經是十二點左右才見她姍姍來遲，還帶來一些記者，一進門就大聲歡呼：『和

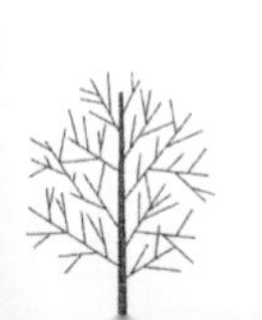
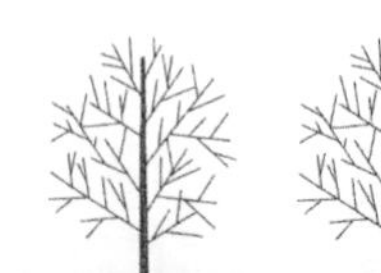
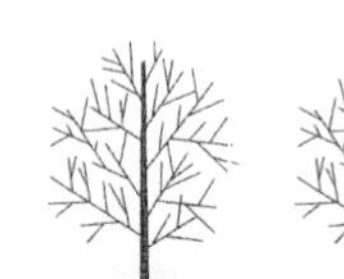
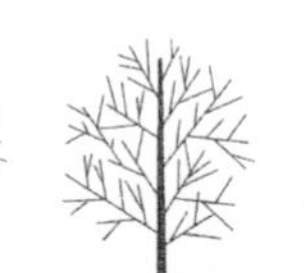
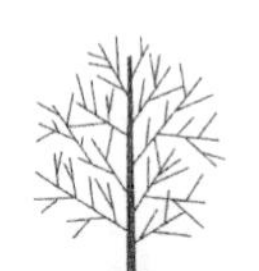
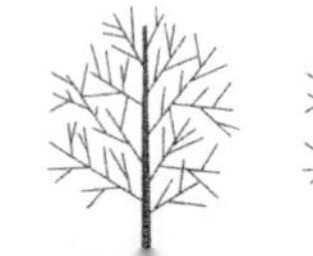
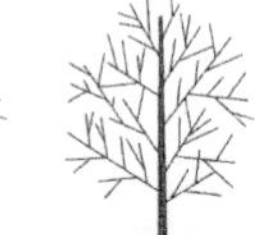

平』同仁大家好！」結果底下鴉雀無聲毫無回響（記得以前她也會用此呼口號方式開場，同仁們都會雄糾糾氣昂昂地回聲：局長好！），她還不放棄地再大喊一次：「你們經歷了一場醫院保衛戰歸來，大家加油！加油！」，結果這一次有二至三個同事零星地回應鼓掌（還是不激烈）。突然轉瞬間看到眼淚在局長的眼眶中打轉，局長語帶哽咽地說：「我剛參加林重威醫師的公祭，這麼年輕就……」，太戲劇化了吧？前一秒鐘還在喊口號，後一秒鐘馬上熱淚盈眶，情緒變化如此之快，實非一般人可做到。然後說了一堆無關痛癢的廢話，什麼「對醫護人員做最好的保護」（那想問是誰決定把我們一起關起來？）「要求大家對醫護人員的意見不能當成抱怨」（很好！那是誰在視訊會議中說，你們自己的問題不自己解決誰會幫你們解決？）「歡迎大家回來」「每一個人均須受到最好的保護，設備也要做到最好的設計」（你不認為自己已因信用危機被列為拒絕往來戶了嗎？）她質疑地問：「用一千七百萬買的防護衣到哪裡去呢？」（我也很想問封院後你身上穿的防護衣一件要多少錢？）「給人員專業訓練」（是呼口號，「存好心、說好話、做好事」的三好運動嗎？）「要回饋給幫助和平醫院的他院人員」（當然，受人點滴之恩當湧泉以報，只是誰給我們一千一百多位被封院的人一個交代呢？）。聽完這一場莫名其妙的訓話讓人更加氣餒，不過還是和以往一樣，這麼爛的戲

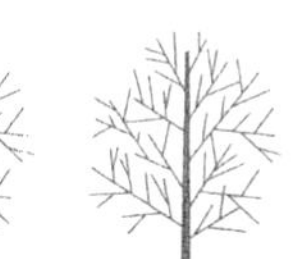
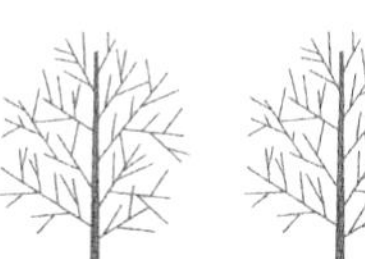
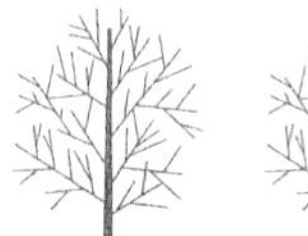
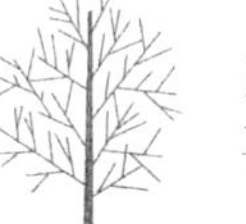
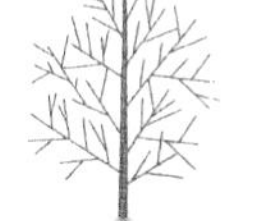

還是要陪著玩到過了中午才肯落幕。

約一點鐘，我請科室同仁一起去馬來餐廳午餐，慶祝我們均安然度過重逢，我們說這是「浴火重生」。爲了確保科內同仁工作環境安全，也希望大家能盡早恢復生活秩序，於是我們討論將在明天開始先以社區心理衛生中心（位在金山南路的台北市社區心理衛生中心，以下簡稱心衛中心）爲臨時辦公處，將台北市裡的社區精神病患追蹤名冊更新，並加上防疫知識的傳達，總希望這群弱勢族群不被忽略。吃完飯已過兩點，馬上與楊、郭兩位醫師趕到心衛中心與李明濱理事長（精神醫學會）及陳喬琪主任（台北市立療養院成人精神科主任）開會，討論如何進行院內同仁的心理復健。

五月三十一日：黑暗中手牽手，點上希望的蠟燭

忙完三梯次的攜手營，眞多虧 SARS 心理衛生行動聯盟及台北市衛生局精神衛生股李股長與五科游科長，在他們的大力協助下團體得以順利進行。每一梯次我都須進行串場，從開始介紹到結尾，還要在馬市長的講話及同仁間的互動中串場，每場活動

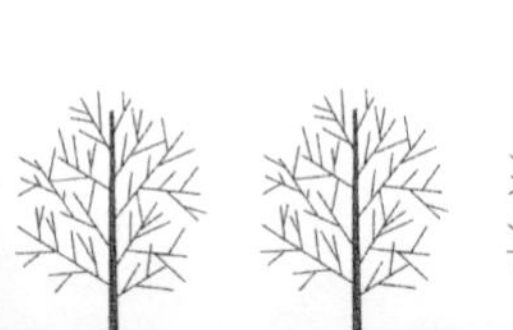
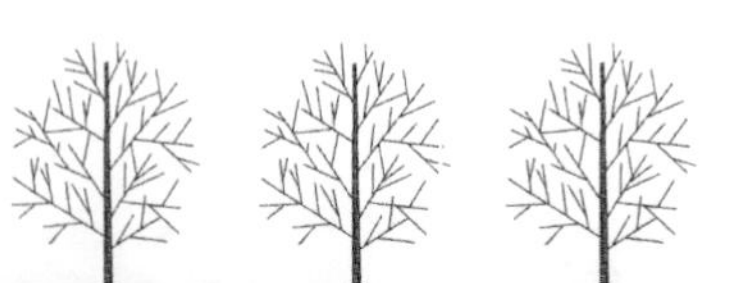
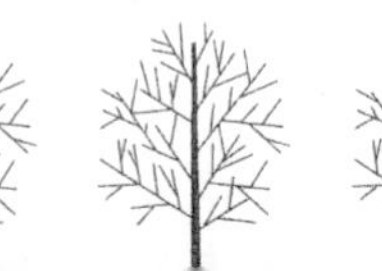
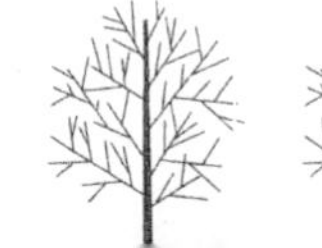

下來都很累！但收穫也很豐富，我也在每梯次攜手營隊中選擇參加其中一個不同的團體。第一梯次我選擇參加的是心靈點滴團體，由龍杰心理師及雪琴老師帶領。首先大家先自我介紹，有許多同仁我不認識，且大多數是新進護理同事，工作場所以B8（SARS病患最多之病房，且大多被感染的醫護同仁也是在那個病房）居多，看他們在自我介紹時表情尚平靜。第二階段是用白色圖畫紙。選擇自己較喜歡的顏色，然後在圖畫紙上描出自己的一個手掌，並且塗上自己喜歡的顏色或圖樣，接著將手掌的圖案用撕的方式撕開。每位同仁在彩繪好自己的手後，也分享自己的心路歷程，從揚棄痛苦到規劃未來，然後在兩位老師的引導下，用一張全開的紙把大家的手貼上，大家爲它取了一個名字——「千手連心，和平奮鬥」。

接著還要學習放鬆。先放鬆肌肉，然後七手八腳的幫同伴按摩，時間很快就過去了，大家原來緊繃的情緒及肢體表現也在親密的接觸後緩解了！最讓我心動的是每梯次結束前，最後大家再聚集時的團體分享，每一團體均有許多同事們情感的流露，匯集成語言、文字或圖象的表達。三梯次中留下許多大家同心協力所做的作品，也看到同事們在聆聽別組的代表分享時，那種心靈交會的悸動，充當主持的我在那些時刻裡整個人彷彿武俠小說中遇到異相的武士，整個人不停地被挹注了最純眞的情感，「和

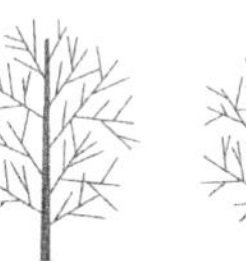
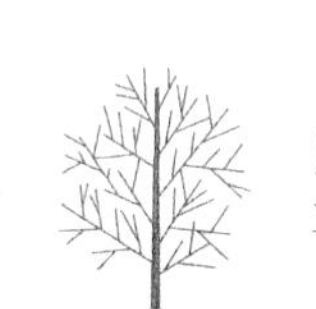
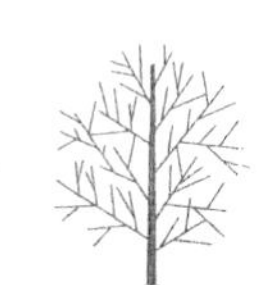
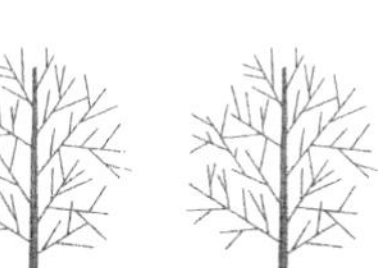
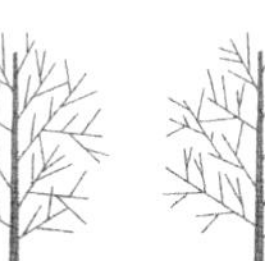
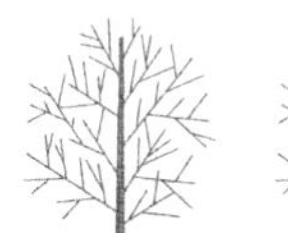
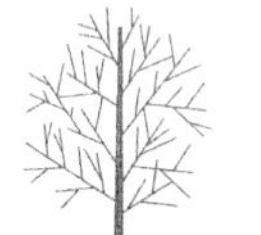
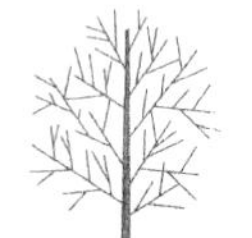

平」人眞的最善良、最眞誠。看著那些成果讓我滿心喜悅，我均把它留下，希望能在往後的日子裡展示出來讓大家再回味一番。

還記得第二次攜手營最後，在結束前把會場燈光關掉，我們一起手牽手、點上希望的蠟燭，然後合唱哪首「手牽手」的歌曲。我把兒子在前一晚幫忙整理出來的歌詞影印給大家，隨著音樂大家唱著仍不熟悉的曲調，但大家的心卻在音樂聲中不停地靠近，馬市長也在牽手的行列中與我們一起合唱……。

全文完

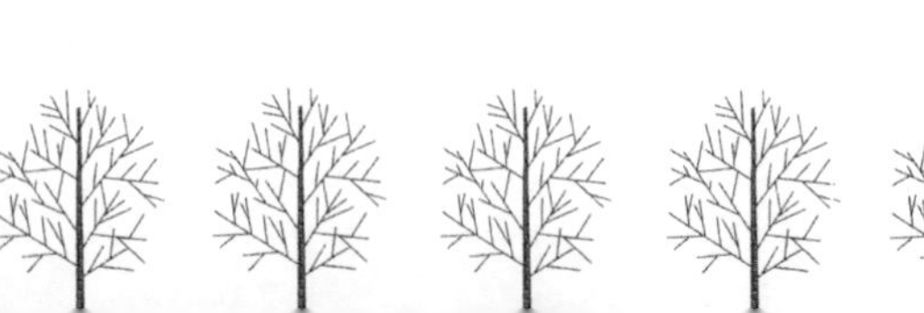
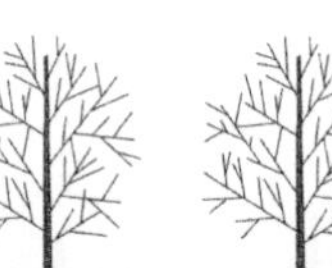
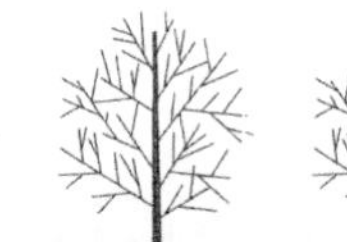

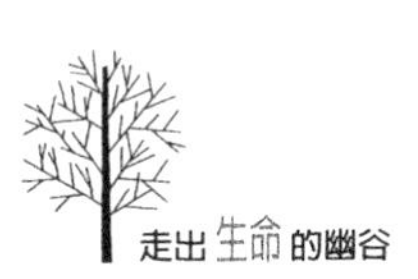

【後記】

二〇〇四年四月十五日

再十天就是「和平」封院一週年，這一年來個人的生涯有了小小的改變（以五十多歲的婦女身分再回學校唸書），醫院也有了不少的更迭，許多共患難的同事紛紛離開或退休，國家也在最近的選舉中動盪地讓人不安，敏感的我難免又再一次被牽動，但也深信這是個過程，這些辛苦會過去的，因爲我們在自己的人生歷程中已歷鍊出自我復原的力量，只是我們對自己出現的徬徨、不安、憤怒還是會有些不知所措。接受情緒、思考情緒的源頭，找出讓自己困頓的所在，然後面對它、逐一地尋找對策因應，讓自己的生活步調仍如往常地運作，照顧好自己的身心狀態，這些紛亂會在時間的轉動、我們智慧的匯集中，逐漸開展出另一片天空，這是我的信念。

再回顧 SARS 事件的前後種種，我仍有許多憂心，但更有許多感激及幸福。葉英堃教授（因他鼓勵我寫下日記）、李明濱理事長、陳喬琪主任、胡維恆院長、楊幹雄醫師、胡海國醫師、袁樂民醫師、劉良湧醫師（他在封院第二天就與我聯絡希望進到

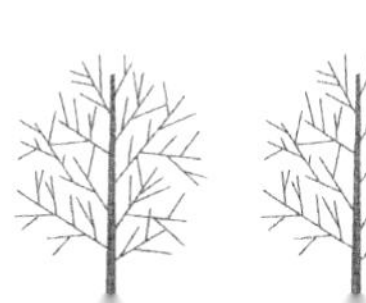
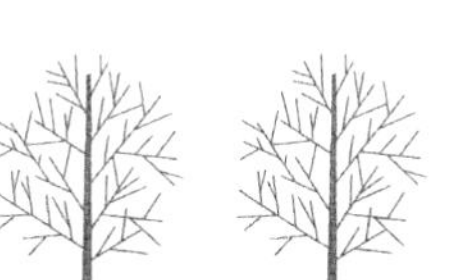
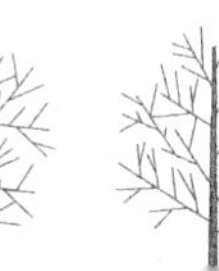
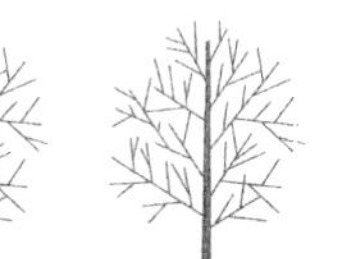
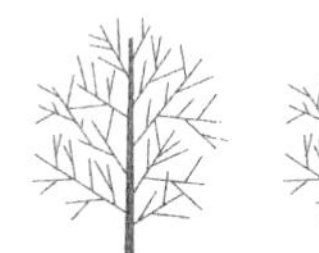
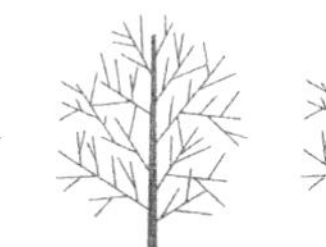
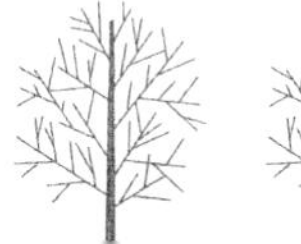
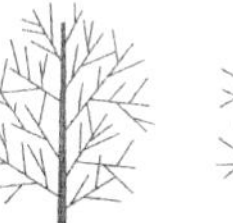
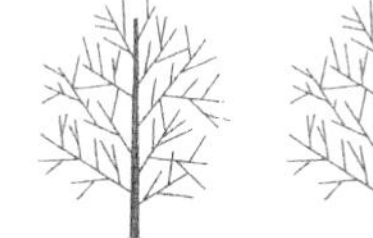

「和平」幫忙）、張玨教授、李股長等等，遠在美國的親戚朋友Amy、表哥，亦師亦友的蔡逸周醫師，還有一些病友及他們的家屬，精神健康基金會、富邦文教基金會及好家庭文教基金會的朋友們的出錢出力，許多學校的輔導老師們、一些心理學界的朋友們，還有一群至今仍未謀面的朋友們，他們發散出來的溫暖、支持、體諒、包容、無私的愛，讓我更加確認這世界上處處有溫暖、時時有和平，希望之火永不泯滅！

在整理我封院期間所寫的這些拉拉雜雜的日記準備出版時，要眞心感謝有多次寫書經驗的精神健康基金會董事兼副執行長吳美惠，不厭其煩地抽空幫我澄清一些模糊的敘事，提供我用詞遣字的技巧，以免讀者讀來如丈二金剛摸不著頭緒。

這一年中，小兒子進了大學，我也進入師大博士班就讀，全家三個人都在念書，還眞虧得老公，他就必須改變自己部分作息照顧我們。我愛他們、他們也愛我，因爲他們總是不遲疑地支持我，讓我這一路走來不驚恐、不孤獨。眞的，「愛」是那麼無遠弗至地深達人心，讓你的力量可因它而茁壯豐富！我期許自己要不吝惜的去「愛」人，也祈求所有的人都能享受到「愛」的滋養。

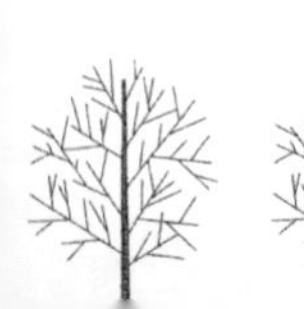
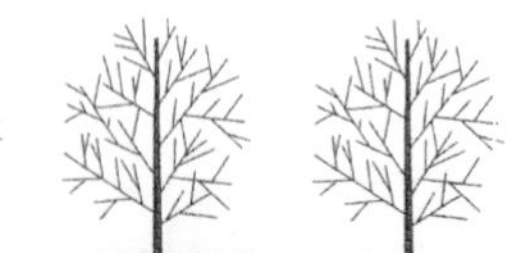
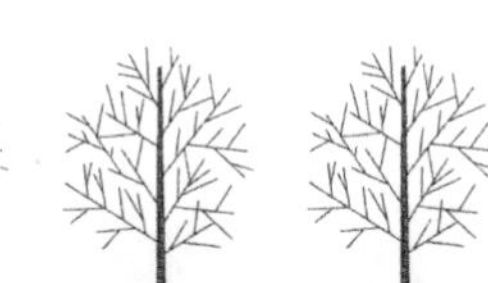
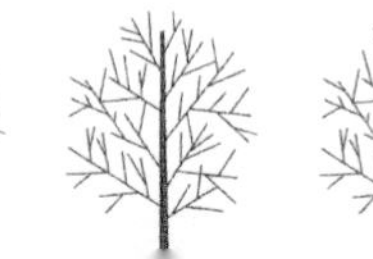
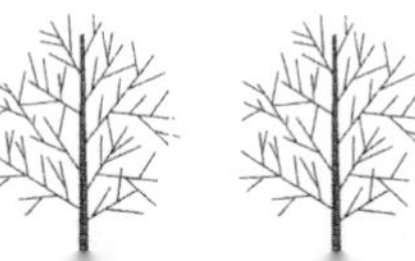

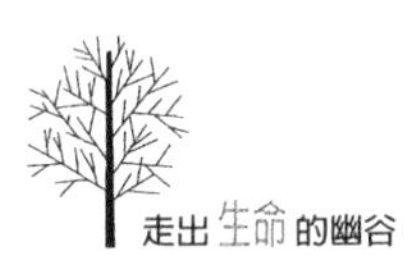

二〇〇五年二月十四日

時間過得眞快，匆匆地距離和平封院已將近兩年。市立醫院在今年元旦整合成聯合醫院，和平醫院改名爲「台北市立聯合醫院──和平院區」，我仍在此服務，和平精神科同仁注入了新力軍、有一位同仁轉任其他單位，大家仍繼續努力在經營，希望提供自己所能，爲病患服務。最近社會上又發生的一些事，這讓大家對醫療專業又提出許多質疑，事件發生時鎂光燈的追逐，讓我有種重歷其境的錯覺，也感受到在追逐辛辣悲戚的新聞時，大家是否又失焦了呢？

有愛，猜忌仇恨會遠離！

有慈悲，會讓人互相體諒！

有謙卑，會讓人深思。